Reinhold D. Will

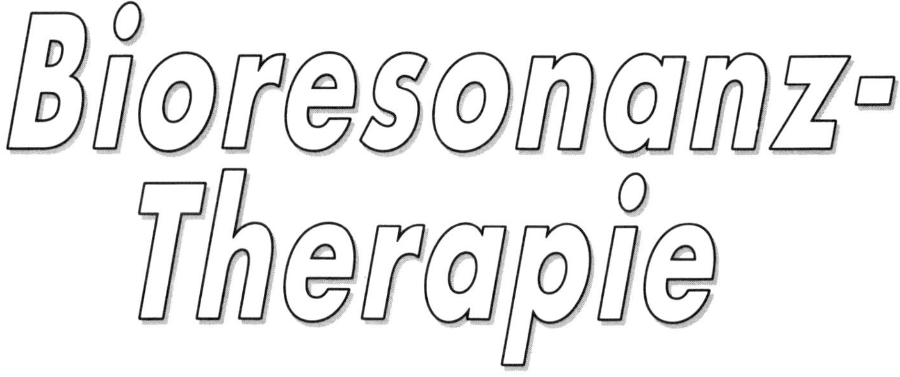

Mit körper- und substanzeigenen Schwingungen heilen

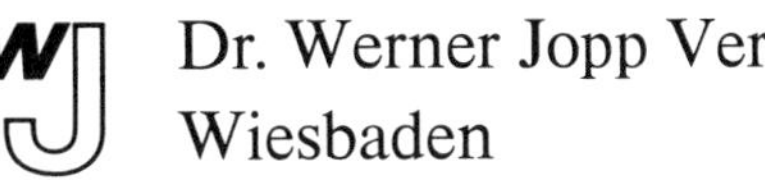

7., 8., 9., 10. Auflage 1999,1998, 1997

Die Deutsche Bibliothek – CIP-Einheitsaufnahme

Will, Reinhold D.:
Bioresonanztherapie : mit patienten- und substanzeigenen Schwingungen heilen / Reinhold D. Will.
– Wiesbaden : Jopp, 1995
ISBN 3-926955-74-0

Umschlaggestaltung: Kreativ Design Gerd Aumann, Wiesbaden
Zeichnungen: Brügemann Institut, Gräfelfing
Herstellung: Druckerei Fritz Steinmeier, Nördlingen
Printed in Germany

ISBN 3-926955-74-0

Inhaltsverzeichnis

Vorwort: Jetzt fühlt er sich wie neugeboren ... 9

Wodurch Therapien erfolgreich werden ... 11
Erfolgreiche Therapien gehen in Resonanz mit den Schwingungen des Patienten ... 11
Erfolgreiche Therapien berücksichtigen die Umweltfaktoren ... 15

Die Anwendung des Bioresonanzprinzips in der täglichen Praxis ... 16
So funktioniert die Bioresonanztherapie mit der BICOM-Technologie ... 16
Wie wirkt die Bioresonanztherapie? ... 22
Die Behandlung mit dem BICOM-Therapiegerät ... 23
Die Praxis der Bioresonanztherapie mit der BICOM-Technologie ... 26
Belastungen durch Strahlung ... 29
Geopathische Störzonen ... 30
Technische elektromagnetische Störfelder ... 32
Radioaktive Strahlung ... 36
Belastungen durch Toxine ... 37
Ererbte Toxine ... 38
Arbeitsplatz- und Berufstoxine ... 38
Haus-, Wohn- und Gartentoxine ... 41
Metalle ... 41
Pestizide ... 43
Medikamente ... 44
Impfungen ... 44
Belastungen durch Allergene ... 45
Belastungen durch Mikroorganismen ... 45
Belastungen durch Fehlernährung und Stoffwechselstörungen ... 47

Belastungen durch Störungen des Darms 48
Darmwandlymphatikum 49
Darmdysbakterie und Darmmykose 50
Fäulnis und Gärung 50
Belastungen durch Schädigung des Körpers 51
Narbenstörfelder 51
Chronische Entzündungen als Störfelder 51
Mundwerkstoffe 52
Wie funktionieren diese Testungen? – Was passiert dabei? 54
Die Therapie 58
Grundtherapien 58
Folgetherapien 59
Ausschaltung oder Verminderung von Störfaktoren 63
Begleittherapien 63
Nachfolgetherapien 63
Körperliche Reaktionen auf die Bioresonanztherapie 64
Grenzen der Bioresonanztherapie 66
Wissenschaftliche Beweise 66

Mit der Bioresonanztherapie behandelbare Erkrankungen 68
Allergische Erkrankungen 68
Allergien – die neue Zivilisationskrankheit 68
Definition der konventionellen Medizin 70
Definition der biophysikalischen Medizin 71
Welches sind die neuen Grundlagen? 71
Fast jedes Symptom kann allergischen Ursprungs sein 75
Neurodermitis 77
Asthma bronchiale 79
Enteritis regionalis (Morbus Crohn) und Colitis ulcerosa 80
Wenn der Organismus das Äußerste leistet 80
Allergene überall 82
Belastungen durch Strahlung 84
Belastungen durch Toxine 85
Belastungen durch Nahrungsmittel und Nahrungsmittelzusatzstoffe 85
Belastungen durch Mikroorganismen 86
Belastungen durch Störungen des Darms 86
Belastungen durch Schädigungen des Körpers 87
Belastungen durch die psychosoziale Situation 88

Wie kann man Allergene erkennen? 89
Wie Allergien geheilt werden können 90
Fallbeispiele 94
Neurodermitis 94
Asthma bronchiale 94
Morbus Crohn 95
Die Bioresonanztherapie in der Humanmedizin 96
Erkrankungen des rheumatischen Formenkreises 96
Erkrankungen der Haut 99
Erkrankungen von Herz und Kreislauf 101
Erkrankungen der Lunge 101
Erkrankungen von Leber und Gallenblase 102
Erkrankungen von Magen und Darm 103
Darmpilze (Darmmykosen) 105
Darmdysbakterien 113
Erkrankungen von Nieren und Harnblase 114
Migräne 115
Kinderkrankheiten 117
Das hyperaktive Kind 118
Frauenkrankheiten 122
Tumorerkrankungen 123
Die Zähne 125
Die Bioresonanztherapie in der Tiermedizin 127

Wie Patienten zum Erfolg der Bioresonanztherapie beitragen können 129
Was Patienten bei der Bioresonanztherapie beachten sollten 129
Was Patienten zur Wirkungssteigerug der Bioresonanztherapie tun können 130

Nachwort: Die Bioresonanztherapie als Medizin der Zukunft 134

Anhang 136
Glossar 136
Literaturverzeichnis 141
Register 143

Vorwort: Jetzt fühlt er sich wie neugeboren...

3 1/2 Wochen verbrachte N. R., 18 Jahre alt, in einer Hautklinik, bis man ihn als „unheilbar“ entließ. Diagnostisch hatte man es dort nur bis zum vagen „Verdacht auf Psoriasis, eventuell Röschenflechte“ gebracht, therapeutisch das Register des Herkömmlichen gezogen: von Bestrahlungen über Cortison bis zu Solebädern. Die Diät, die er einhalten mußte, bestand jedoch zu 99 % aus Nahrungsmitteln, auf die er allergisch reagierte! Wohl kein Wunder, daß eine Heilung nicht möglich war, und nach dem Klinikaufenthalt ging es ihm sogar schlechter als vorher.
Als der junge Mann schließlich in die Bioresonanztherapie-Praxis kam, bot er ein Bild des Jammers. Fast sein ganzer Körper war von panzerartigen Schuppen bedeckt, darunter war die Haut hochrot entzündet. Durch den extremen Juckreiz mußte er sich ständig kratzen, wodurch sofort neue Entzündungsherde entstanden, die sich schnell ausbreiteten. Besonders die Kopfhaut war von dicken Krusten überzogen, die sich durch nichts lösen ließen.

Auf diese Weise entstellt, traute sich der junge Mann kaum noch aus dem Hause, ging nicht mehr zur Schule und kapselte sich völlig ab. Niemand durfte ihn besuchen, er schämte sich furchtbar. Von seinem schlechten Allgemeinzustand war auch der Schlaf-Wach-Rhythmus betroffen: Er konnte nur noch in Intervallen schlafen.

In der Befragung des Patienten stellte sich heraus, daß eine familiäre allergische Veranlagung vorhanden war. Schon die Mutter neigte zu allergischen Reaktionen, und der Bruder hatte eine leichte Schuppenflechte. Tatsächlich ergaben Testungen mit der Bioresonanztherapie, daß der Patient unter einer Vielzahl von Allergien litt. Zusätzlich verstärkten toxische Belastungen, z. B. Pestizide, mit denen er während eines Ferienjobs in einer Gärtnerei in Berührung gekommen war, sein Krankheitsbild.

Bei einem derart schweren Krankheitsbild muß natürlich in der Bioresonanztherapie sehr gezielt vorgegangen werden. Nach ausführlichen Testungen wurde

ein Therapieplan erstellt, der den Patienten schrittweise von seinen Allergien und Toxinen befreien und seine Haut wieder dem normalen Zustand zuführen sollte. Ein zentraler Punkt war dabei die Therapie der Allergien. Der Patient reagierte nämlich auf fast alles allergisch, was die tägliche Ernährung ausmacht: Kuhmilch, Milchzucker, Zucker, Weizen, Buchweizen, Roggen, Hafer, Gerste, Mais, Hefe, Äpfel, Karotten, Eiklar, Nüsse, Kräuter, auch auf Pollen, Schafwolle, Gänsefedern, Meerschwein, Pferd, Nickel und Kobalt. Bei derart schweren allergischen Belastungen spielt oft auch eine Allergie auf Pilze eine Rolle; tatsächlich lag bei ihm eine Candida-Allergie vor und mußte ebenfalls therapiert werden.
Als Toxinbelastungen stellten sich polychlorierte Biphenyle (PCB), Chlorkohlenwasserstoff, Formaldehyd, DDT, Blei, Cadmium und Carbendazim heraus, die mit dem BICOM-Gerät ausgeleitet werden mußten. (Das BICOM-Gerät ist ein Gerät zur Durchführung der Bioresonanztherapie; BICOM ist die Abkürzung von Bio Communication = Gerät und Körper treten miteinander in Kommunikation.)
Auch erwies sich seine Blinddarmnarbe als Störfeld, das mit der Bioresonanztherapie beseitigt werden mußte.
Ein Hauptproblem stellte die völlige Reaktionsstarre dar. Mit der Bioresonanztherapie wurde deshalb der Patient zunächst wieder reaktionsfähig gemacht, was einige Wochen dauerte, und dann erst konnte mit der eigentlichen Therapie begonnen werden.
Die Behandlung bestand nun aus der Löschung der Allergien, der Ausleitung von Toxinen und aus unterstützenden Maßnahmen zum allgemeinen Energieausgleich. Ergänzend wurden dem Patienten Medikamente zur Verbesserung des Stoffwechsels sowie Vitamine, Folsäure und aufgrund einer Blutuntersuchung ein Eisenpräparat gegeben. Die Haut wurde mit Hautpilz- und Hautpflegesalben behandelt. Natürlich mußte der junge Mann während der Therapie die allergisierenden Nahrungsmittel meiden.
In diesem Ratgeber werden Sie erfahren, wie ein Bioresonanztherapeut eine Krankheit angeht, was er bei der Behandlung beachten muß und wie er sie therapiert. Sie werden lesen, warum eine Krankheit ganzheitlich behandelt werden muß, und wie das im Rahmen der Bioresonanztherapie möglich ist.
Und schließlich werden Sie wissen, warum die Bioresonanztherapie so erfolgreich ist.
Bei diesem Patienten erreichte die Bioresonanztherapie einen kaum zu erhoffenden Erfolg. Er ist heute von seinem Leiden vollkommen befreit. Er hat keine einzige Schuppe mehr. Er geht wieder zur Schule, besucht seine Freunde und ist der fröhliche junge Mann, der er vorher war.

Wodurch Therapien erfolgreich werden

Erfolgreiche Therapien gehen in Resonanz mit den Schwingungen der Patienten

Die konventionelle Medizin setzt auf der Basis ihrer Diagnosen („entzündliches Gelenkrheuma“, „akute Gastritis“, „chronische Nierenbeckenentzündung“ usw.) Therapien ein, die für alle von diesen Erkrankungen Geplagte hilfreich sein sollen. Aber jeder Mensch ist ein Individuum, ist anders als die anderen.

Jede Krankheit ist individuell

Das ist auch bei Erkrankungen so: Jede Krankheit ist individuell. Deshalb kann die Behandlung nicht aus standardisierten Therapien bestehen, sondern sie muß soweit wie möglich auf die persönlichen Besonderheiten der Patienten eingehen.

Therapeutische Impulse müssen in Resonanz gehen

Das heißt: Die Therapie muß genau auf den einzelnen Patienten zugeschnitten sein, im modernen Sprachgebrauch heißt das: Sie muß mit ihm „in Resonanz gehen“ können.

Was bedeutet aber „in Resonanz gehen“ können?

Wir alle wissen, daß der Mensch ebenso wie Tiere und Pflanzen belebte Materie ist. Diese Materie kennen wir als feste

Substanz, die wir anfassen können, die wir messen und wiegen können.

Materie ist verdichtete Energie

Nun haben aber die Wissenschaftler der Quantentheorie schon vor 90 Jahren erkannt, daß Materie nichts anderes als verdichtete Energie ist.

Max Planck

Der berühmte Physiker Max Planck (1858–1947) sagte: „....So sage ich Ihnen nach meinen Forschungen des Atoms dieses: Es gibt keine Materie an sich. Alle Materie entsteht und besteht nur durch eine Kraft, welche die Atomteilchen in Schwingungen versetzt und sie zum winzigsten Sonnensystem des Atoms zusammenhält." „Materie an sich gibt es nicht, es gibt nur den belebenden, unsichtbaren, unsterblichen Geist als Urgrund der Materie...".

Albert Einstein

Und der Physiker Albert Einstein (1879–1955) führte aus: „Wir können daher Materie als den Bereich des Raumes betrachten, in dem das Feld extrem dicht ist... in dieser neuen Physik ist kein Platz für beides, Feld und Materie, denn das Feld ist die einzige Realität."

Warum ist das für die Medizin wichtig?

Warum müssen wir uns mit der Tatsache auseinandersetzen, daß Materie in Wirklichkeit verdichtete Energie ist?

Warum müssen wir uns davon beunruhigen lassen, daß unser gängiges naturwissenschaftliches Bild des Menschen, wie es auch der konventionellen Medizin zugrunde liegt, nicht stimmt?

Nur die Übernahme neuen Wissens führt uns zu neuen medizinischen Erfolgen

Ganz einfach: Weil nur die Übernahme neuen Wissens uns zu neuen medizinischen Erfolgen führen kann, weil nur der Schritt vorwärts uns aus der derzeitigen medizinischen Sackgasse herausführen kann.

Da hilft kein Leugnen der Tatsachen, auch kein Verteidigen überalterten Wissens, auch kein Verunglimpfen oder Bekämpfen des neuen Wissens; denn neue Zeiten verlangen ein neues Denken und Handeln.

Der Körper ist Materie und Energie zugleich

Die neue Medizin – noch als *alternative Medizin* apostrophiert – bezieht die Tatsache ein, daß der menschliche Körper Energie-Materie ist und von Energie beseelt wird. Er wird von Informationen gesteuert und geregelt. Alle seine Funktionen – vom Stoffwechsel angefangen bis zur Aufrechterhaltung der unterschiedlichen körperlichen „Haushalte“ wie Elektrolythaushalt, Wasserhaushalt, Säure-Basen-Haushalt – laufen zwar materiell ab, werden aber von Informationen gesteuert und geregelt.

!

> Die neue Medizin ist deshalb eine Medizin von Materie, Energie und Information.

Materie, Energie und Information sind gleichberechtigt

In ihr finden alle drei gleichberechtigt Platz: Auf der materiellen Ebene geht es in Diagnose und Therapie um die biochemischen Prozesse, auf der energetischen Ebene geht es um biophysikalische Prozesse, und auf der informationellen Ebene geht es um biokybernetische Prozesse.

Beispiele

Ein Beispiel: Ein Mensch, der eine Last in das 2. Stockwerk eines Hauses tragen soll, braucht einen Körper (= Materie), mit dem er die Last tragen kann, er braucht Kraft (= Energie), um sie zu tragen, und er braucht die Information, daß und wohin er sie tragen soll.
Ein anderes Beispiel: Ein körperliches Abwehrsystem, das ein Allergen abwehren soll, braucht materielle Antikörper, Energie für die biochemischen Prozesse der Abwehr und Information, welche Stoffe es auf welche Weise abwehren soll.

Resonanz

Bioresonanz

Eine zentrale Rolle bei der Steuerung und Regelung dieser Abläufe spielt ein Prinzip, das *Resonanz* genannt wird. In der Medizin nennt man dieses Prinzip allerdings *Bioresonanz*, weil es sich dabei ja um lebende Organismen handelt.

Was ist Resonanz bzw. Bioresonanz?

Sie kennen den Begriff „Resonanz“ sicherlich schon. Er kommt aus dem Lateinischen und bedeutet „zurücktönen, widerhallen“, auch „mitschwingen“.
Was tönt zurück, was hallt wider, was schwingt mit?
Wenn ein Kammersänger einen Ton anstimmt, wird eine Stimmgabel dann zurücktönen, mitschwingen, wenn er genau den Ton singt, auf den die Stimmgabel geeicht ist. Wenn er also eine Stimmgabel in der Hand hält, die auf den Ton

„g" abgestimmt ist, muß er den Ton „g" singen, damit sie mit seiner Stimme mitschwingt, sonst tut sie das nicht. Tut sie es, dann geht sie mit der Stimme des Kammersängers in Resonanz bzw. die Stimme des Kammersängers mit der Stimmgabel.

Das Schwingungsbild des Senders muß mit dem des Empfängers übereinstimmen

Das bedeutet: Damit eine Resonanz, also ein Mittönen bzw. Mitschwingen, entstehen kann, muß das Schwingungsbild des Senders mit dem des Empfängers übereinstimmen. In der Medizin kann ein menschlicher Körper nur dann mit einem ausgesendeten Signal mitschwingen, wenn er für das Signal empfänglich ist, sprich: Wenn das Signal die gleiche Frequenz wie der Körper hat.

!

> Heilende Impulse können den Körper nur dann optimal zum Schwingen bringen, wenn sie seine Eigenfrequenz treffen.

Ein therapeutischer Impuls muß gezielt mit dem Körper in Resonanz gehen

Nur wenn ein therapeutischer Impuls gezielt mit dem menschlichen Körper in Resonanz gehen kann, kann er eine gezielte Heilung bewirken. Das ist das Prinzip der Bioresonanz. Geht er jedoch nicht in Resonanz, dann ist Heilung eher zufällig.

!

> Die Bioresonanz ist das zentrale Prinzip von Heilungsprozessen. Deswegen ist die Bioresonanz der Schlüssel zur Gesundung.

Das Resonanzprinzip schränkt die Empfänglichkeit des Patienten für therapeutische Reize auf ein bestimmtes Schwingungsfrequenzspektrum ein. Die zentrale Erkenntnis der Bioresonanzforschung besagt entsprechend:

!

> Ein therapeutischer Impuls kann nur dann die beabsichtigte Wirkung erzielen, wenn er mit dem Organismus in Resonanz (Bioresonanz) gehen kann.

Professor Dr. Cyril W. Smith von der Salford University in England fand heraus, daß therapeutische Reize, die mit dem Organismus genau in Resonanz gehen, schon nach ganz kurzer Einwirkzeit (in Sekundenbruchteilen) wirken können, während therapeutische Reize, die mit dem Organismus kaum oder nicht in Resonanz gehen, nur nach längerer Einwirkzeit (zum Teil erst nach einer Einwirkung von mehreren Minuten) wirken.

Professor Dr. W. R. Adey von der University of California in den USA bestätigte, daß therapeutische Reize die individuellen Frequenzen ansprechen müssen, daß aber auch die Reizstärken in individuellen Bereichen liegen müssen, um sicher wirken zu können. Nicht „viel hilft viel", sondern ein Impuls muß genau im passenden Amplitudenspektrum liegen, um gezielt und ohne Nebenwirkungen wirken zu können.

Nicht: "viel hilft viel"

Aber auch die Schwingungen von Allergenen, Pestiziden usw. können mit ihren zuvor im Körper abgespeicherten Eigenschwingungen in Resonanz gebracht werden. Dies ist z. B. bei der Auslösung einer allergischen Reaktion der Fall oder wenn der Therapeut austestet, ob die Schwingung eines bestimmten Allergens bereits im Körper abgespeichert ist, oder wenn die Allergenschwingung im Körper gelöscht werden soll. Auf dieses Thema werde ich im Kapitel „Allergien" besonders eingehen.

Resonanz auch bei Schwingungen von Substanzen erforderlich

Natürlich soll dabei nicht übersehen werden, daß Gesundheit, Krankheit und Heilung auch ihre subjektiven und psychischen Aspekte haben. Diese sind in einer Therapie gegebenenfalls entsprechend zu berücksichtigen.

Erfolgreiche Therapien berücksichtigen die Umweltfaktoren

Umweltfaktoren bei Diagnose und Therapie berücksichtigen

Ein Hauptproblem der heutigen Zeit, das in keiner Praxis übersehen werden darf, ist die Tatsache der Belastung der Abwehrsysteme durch Umweltfaktoren. Toxine und Pestizide in der Luft und in Substanzen, elektromagnetische Schwingungen im Freien und in Räumen, Schwermetalle im Körper usw. hebeln unsere Abwehrsysteme langsam aber sicher aus. Sie belasten uns so stark, daß sie immer häufiger zu Fehlregulationen führen. Die Zunahme der allergischen Reaktionen ist ein beredtes Beispiel dafür.

Die Anwendung des Bioresonanzprinzips in der täglichen Praxis

So funktioniert die Bioresonanztherapie mit der BICOM-Technologie

Wissenschaftler haben es bewiesen: Unser ganzer unendlicher Kosmos ist ein „Meer von Energie", in dem sich durch Verdichtung dieser Energie feste Körper gebildet haben, Sterne und Planeten genannt. Einer dieser Körper aus verdichteter Energie ist unsere Erde. Aber natürlich ist nicht nur sie verdichtete Energie, sondern auch alles andere Materielle auf ihr, einschließlich der Menschen. Albert Einstein stellte die Äquivalenz (Gleichwertigkeit) von Materie und Energie in seiner berühmten Formel dar: $E = mc^2$.

Der menschliche Körper ist ein elektromagnetisches Feld

Dies bedeutet zugleich, daß der menschliche Körper als verdichtete Energie ein elektromagnetisches Feld ist. Dieses Feld stellt sich je nach der Art der Untersuchung entweder als elektromagnetische Teilchen (Korpuskel) oder als elektromagnetische Wellen (Schwingungen) dar.

Energetische Medizin

Diese Erkenntnis ist für die Medizin von äußerster Wichtigkeit; denn mit ihr konnte ein Durchbruch in eine völlig neue Dimension erreicht werden: die *energetische Medizin.*

Das bedeutet, daß der Körper in Diagnose und Therapie von seiner energetischen Seite aus untersucht und behandelt wer-

Neue diagnostische und therapeutische Möglichkeiten mit der neuen Medizin

den kann. Damit ist die neue Medizin in einen Bereich vorgestoßen, der ihr neue diagnostische und therapeutische Möglichkeiten eröffnet (während die konventionelle Medizin immer noch auf der materiellen Ebene verbleibt und alles andere als „unwissenschaftlich" ablehnt).

Eine dieser neuen Möglichkeiten ist die Bioresonanztherapie

Eine der medizinischen Disziplinen (Methoden), die aufgrund dieser Erkenntnisse entwickelt werden konnten und die somit auf dem Boden neuer wissenschaftlicher Erkenntnisse steht, ist die Bioresonanztherapie. Sie arbeitet mit den elektromagnetischen Schwingungen der Patienten und von Substanzen.

Dr. med. Franz Morell

Der „Vater" der Bioresonanztherapie ist der deutsche Arzt Dr. med. Franz Morell. Er arbeitete jahrelang erfolgreich mit der Elektroakupunktur. Eines Tages im Jahr 1977 kam ihm aufgrund seiner Erfahrungen mit der Elektroakupunktur die geniale Idee, daß seine Therapien vielleicht noch genauer werden könnten, wenn er statt Medikamenten die Schwingungen seiner Patienten einsetzen würde. Um diese Idee zu verwirklichen, ließ er ein elektronisches Gerät bauen, das die körpereigenen Schwingungen seiner Patienten über Elektroden aufnehmen und wieder abgeben konnte. Diese Schwingungen modifizierte er im Gerät nach bestimmten, speziell hierfür entwickelten Programmen. Der Erfolg war verblüffend: Dr. Morell konnte mit seiner neuen Methode Krankheiten beeinflussen, die sonst kaum therapierbar waren.

Neue Therapieerfolge mit der Bioresonanztherapie

Damit begründete Dr. Morell eines der exaktesten Therapieverfahren, das es zur Zeit in der Medizin gibt. Zunächst wurde es nach seinem Erfinder F. Morell und dem umsetzenden Ingenieur E. Rasche „MORA-Therapie" genannt. Jahre später nannte es dann Hans Brügemann vom Brügemann-Institut aus Gründen der besseren Beschreibung des Wirkprinzips und aus warenzeichenrechtlichen Gründen „Bioresonanz-Therapie".

MORA-Therapie

Inzwischen produzieren mehrere Hersteller Geräte für die Bioresonanztherapie. Sie weichen in Konzeption und Handhabung zum Teil beträchtlich voneinander ab. Um Sie nicht zu verwirren, werde ich mich im folgenden an der Bioresonanztherapie mit dem BICOM-Therapie-Gerät orientieren und die abweichenden Handhabungen anderer Geräte unberücksichtigt lassen.

Der Mensch ist Sender und Empfänger von elektromagnetischen Schwingungen

Die Bioresonanztherapie geht davon aus, daß der menschliche Körper als Energiefeld elektromagnetische Schwingungen abgeben und aufnehmen kann. Wir empfinden, daß manche Menschen eine andere „Ausstrahlung" haben als andere, eine angenehmere oder unangenehmere, je nachdem, wie sie auf uns wirkt.

Nachdem Sie vorher einiges über die Resonanz gelesen haben, wissen Sie nun, daß es sich hierbei um „Resonanzphänomene" handelt.

Die Schwingungen sind diagnostisch nutzbar

Die Abgabe und Aufnahme von elektromagnetischen Schwingungen wird in der Bioresonanztherapie zur Diagnose des energetischen Zustands des Patienten sowie zur Testung von Medikamenten usw. und zur Therapie genutzt. Wie dies geschieht, wird später beschrieben.

Die Energiemuster des Körpers können auch verändert werden

Die Energiemuster des Körpers können aber auch verändert werden. Dies kann zum Beispiel durch Krankheit oder durch Strahleneinwirkungen geschehen. Tatsächlich verändert jede Beeinflussung des Körpers sein Energiefeld, seien es Energien, die für den Körper förderlich sind, seien es Energien, die für den Körper abträglich sind. Die meisten Faktoren können aber sowohl förderlich als auch schädlich wirken, je nach Dosis oder Art. Denken Sie nur an das lebenspendende Sonnenlicht, bei dem ein Zuviel die Haut verbrennen kann, oder an Medikamente, die trotz ihrer Heilwirkung oft zugleich Nebenwirkungen erzeugen, oder an kraftspendende Nahrungsmittel, die zugleich auch allergische Reaktionen auslösen können.

Schwingungen können gebündelt und übertragen werden

Schwingungen breiten sich im Raum aus, je nach Intensität unterschiedlich weit. Sie können sowohl über Kabel geleitet als auch über Funk gesendet werden. Die Bioresonanztherapie nutzt beide Möglichkeiten, indem sie patienten- und substanzeigene Schwingungen über Elektroden aufnimmt und über Kabel oder über einen Infrarotsender dem Therapiegerät zuleitet. Umgekehrt kann das Gerät die therapeutischen Schwingungen des Patienten und von Substanzen wie Allergenen,

Medikamenten usw. über Kabel und Elektroden an den Patienten zurücksenden.

!

> Die Bioresonanztherapie ist eine Therapie, die mit elektromagnetischen Schwingungen arbeitet.

Der menschliche Körper strahlt unterschiedliche Schwingungen ab: Zellen, Gewebe und Organe haben jeweils spezifische Schwingungen. Diese Einzelschwingungen stehen miteinander in Verbindung und beeinflussen sich gegenseitig. Gemeinsam bilden Sie das Gesamtschwingungsspektrum des Patienten, das *individuelle Schwingungsbild.*

Individuelles Schwingungsbild

Sie können sich vorstellen, daß die Schwingungen eines gesunden Menschen anders strukturiert sind als die Schwingungen eines kranken Menschen. Die Schwingungen eines gesunden Menschen sind harmonisch, frei von Verzerrungen, die bei den disharmonischen Schwingungen eines kranken Menschen zu finden sind. Bei kranken Menschen stören die im Körper abgespeicherten Schwingungen von Fremdstoffen, wie z. B. von Amalgam, Bakterien, Pestiziden, das Schwingungsbild, und auch erkrankte Organe schwingen nicht mehr harmonisch.

Bei kranken Menschen stören die Schwingungen von Fremdstoffen das Schwingungsbild

Das individuelle Schwingungsbild gibt Aufschluß über Gesundheit oder Krankheit des Patienten, und es kann entscheidende Hinweise für eine genaue Diagnose und eine gezielte Therapie liefern!

Körperschwingungen offenbaren Gesundheit und Krankheit

In der Medizin werden die harmonischen Schwingungen *physiologische Schwingungen* genannt, weil sie von gesund funktionierenden Organen abgestrahlt werden. Aber sie geben auch Auskunft über eine gut funktionierende körpereigene Selbstheilungskraft. Die disharmonischen Schwingungen werden *pathogene* oder *pathologische* Schwingungen genannt, je nachdem, ob es sich um krankmachende Schwingungen (z. B. von Amalgam) oder um krankhafte Schwingungen (z. B. von einer kranken Niere) handelt.

Physiologische Schwingungen

Pathogene oder pathologische Schwingungen

!

> Ihre Gesundheit und Ihre Krankheit drücken sich in Ihrem persönlichen Schwingungsbild aus.

Die nachfolgende Abbildung zeigt Ihnen den Unterschied

der Schwingungen: Die harmonischen Schwingungen (mittlere Kurve) fließen ungestört wie bei einer Sinuskurve. Wenn sich die disharmonischen Schwingungen (untere Kurve) diesen Schwingungen aufprägen, haben wir das obere, verzerrte Schwingungsbild.

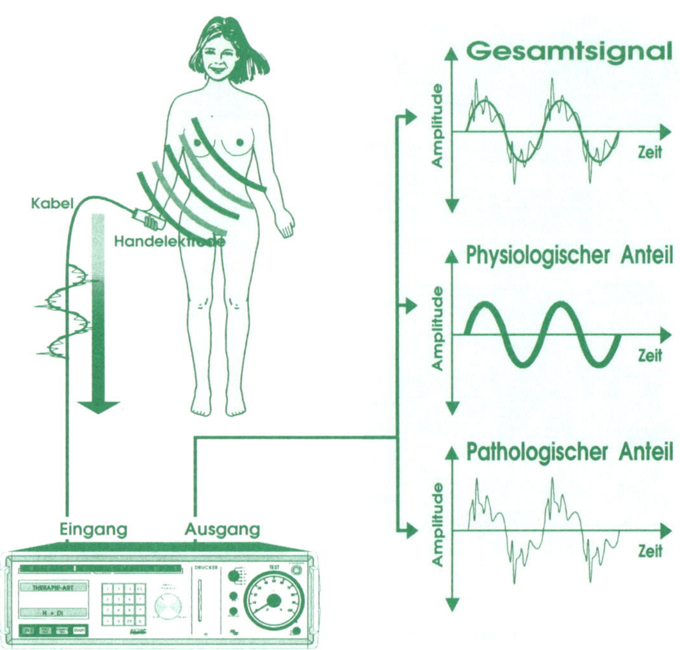

Mit Hilfe eines Separators lassen sich physiologische (harmonische) und pathologische (disharmonische) Schwingungen trennen und gezielter therapieren.

Allerdings sind die hier skizzierten Schwingungen nur ein Modell, in der Realität sind diese oszillierenden Schwingungen viel komplexer. Auch gibt es keine harmonischen Schwingungen im Sinne dieser Zeichnung, denn es gibt keine ganz gesunden Menschen.

Patienteneigene Schwingungen

Die Bioresonanztherapie war zunächst aufgrund der grundlegenden Idee des Dr. Morell die Therapie mit den patienteneigenen Schwingungen. Weil er die Bioresonanztherapie aber von der Elektroakupunktur her entwickelt hatte, bezog er natürlich bald Medikamente ein, d. h., zu den patienteneigenen kamen die substanzeigenen Schwingungen hinzu.

Substanzeigene Schwingungen

Im Laufe der Zeit erkannten dann die Bioresonanztherapeuten, daß man auch mit den Schwingungen anderer Substanzen gut diagnostizieren und therapieren kann. Beispielsweise kann man mit ihnen gut orten, auf welche Substanzen ein Patient allergisch reagiert, oder man kann feststellen, welche durch Antibiotika unterdrückte Kinderkrankheiten noch immer gravierende Belastungen für den Körper darstellen.

!

> Die Bioresonanztherapie ist die Therapie mit elektromagnetischen Schwingungen von *Patienten und Substanzen.*

Wenn in der Bioresonanztherapie die disharmonischen Schwingungen abgebaut werden sollen, was ein wichtiges Ziel ist, wie ich später beschreiben werde, dann stellt sich die Frage: Wie kann man das machen?

Invertierte Schwingungen

Auch hier fand Dr. Morell die Antwort: Indem sie dem Patienten spiegelbildlich umgekehrt (invertiert) gegeben werden.

Auf diese Idee kam er, als er sich an ein physikalisches Gesetz erinnerte, das besagt, daß Schwingungen durch ihr exaktes Spiegelbild beeinflußt werden. Dieses Gesetz wandte Dr. Morell erstmalig in der Medizin an.

Entlastung der körpereigenen Abwehr durch Umkehrung disharmonischer Schwingungen

Die Wirkung: Disharmonische Schwingungen des Patienten werden durch ihre Invertierung (spiegelbildliche Schaltung) verringert bzw. sogar ausgelöscht. Die belastete Regulationskraft wird dann von ihnen befreit.

Mit dieser Methode können die disharmonischen Schwingungen des Patienten selbst, aber auch die im Körper abgespeicherten Schwingungen von Fremdsubstanzen (z. B. Pestiziden) behandelt werden, je nachdem, ob man dem Patienten die eigenen Schwingungen oder die der Fremdsubstanzen invertiert aufschwingt.

Gezielte Eliminierung pathologischer Schwingungen

Mit der Invertierung von Schwingungen wurde in der Medizin ein Durchbruch erzielt, der zuvor undenkbar war, nämlich die gezielte Befreiung der körpereigenen Regulationssysteme von belastenden Schwingungen.
Bioresonanz, Schwingungen des Patienten und von Substanzen, Unterscheidungen in harmonische und disharmonische Schwingungen, Invertierung disharmonischer Schwingungen – sie alle verwirklichen das ideale Bild einer individuellen Therapie.
Aber es gab noch ein Problem: Wie in der Homöopathie, gab es trotz aller individuellen Steuerung der Therapieimpulse noch zu viele „Erstverschlimmerungen".
Dieses Problem löste Hans Brügemann durch eine Weiterentwicklung des Therapiegeräts: Er führte die Abschwächung von Therapieimpulsen ein. Dadurch kann die Bioresonanztherapie mit der BICOM-Technologie auf die individuelle Empfindlichkeit übersensibler Patienten und kleiner Kinder abgestimmt werden, ein Fortschritt, der der von Prof. Adey geforderten Genauigkeit der Therapieintensität entgegenkommt. Durch die Abschwächung bzw. Verstärkung therapeutischer Impulse mit der BICOM-Technologie ist die Behandlung zielgenauer und wirksamer.

Bessere Therapiewirkungen durch Abschwächung oder Verstärkung therapeutischer Impuls

Wie wirkt die Bioresonanztherapie?

Schwingungen steuern körperliche Abläufe

Elektromagnetische Schwingungen sind – wie wir aus der Physik wissen – zugleich Informationsträger und die Information selbst. Durch ihre spezifische Charakteristik können sie Maschinen und Lebewesen steuern.
Stellen Sie sich einmal vor, Sie erhalten von der Bundespost eine Karte mit der Mitteilung, daß das neue Telefonbuch für Sie zur Abholung bereitliegt. Sie gehen daraufhin zum Postamt und holen ein Telefonbuch ab. Damit reagieren Sie mit einer Handlung auf eine Information. Die Karte war der Informationsträger, und die Botschaft, daß die Bücher für Sie bereitliegen, war die Information.

In der Medizin ist es ähnlich. Eine Tablette oder die wäßrige bzw. alkoholhaltige Lösung eines Medikaments stellen den Informationsträger dar; die in ihnen enthaltene therapeutische Information löst die biochemischen Prozesse aus. Die körpereigene Energie sorgt dann für den Wirkprozeß des Medikaments.
Die Bioresonanztherapie verwendet die elektromagnetischen Schwingungen, um mit den in ihnen enthaltenen Informationen biochemische Prozesse im Sinne einer Heilung auszulösen.

!

> Die Bioresonanztherapie steuert Heilprozesse durch Informationen.

Die Behandlung mit dem BICOM-Therapiegerät

Die Bioresonanztherapie mit der BICOM-Technologie wird mit dem BICOM-Therapiegerät durchgeführt. Dieses Gerät besteht aus 3 Teilen: dem Therapieteil (auf der Zeichnung links), dem Drucker (Mitte) und dem Testteil (rechts).

Frontansicht

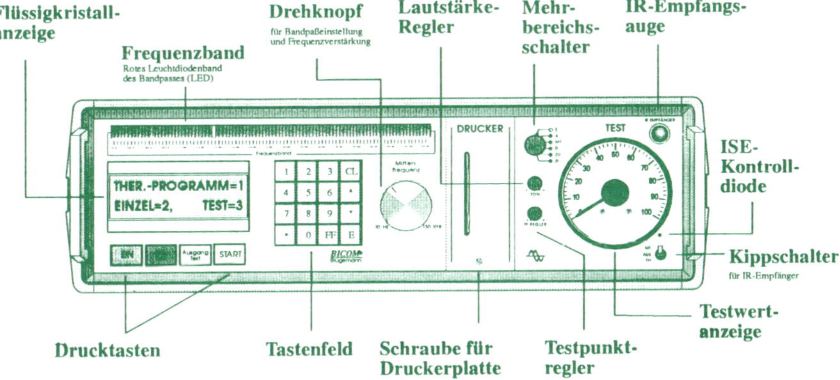

Energetische Diagnose durch Messung der Akupunkturpunkte

Bei der Erstellung der energetischen Diagnose – die das Kernstück der Bioresonanzdiagnose darstellt – bekommt der Patient bzw. die Patientin eine runde Elektrode in die Hand, und der Therapeut bzw. die Therapeutin mißt mit einem Testgriffel den Hautwiderstand bestimmter Punkte (Akupunkturpunkte), z. B. an Finger- und Zehenspitzen.

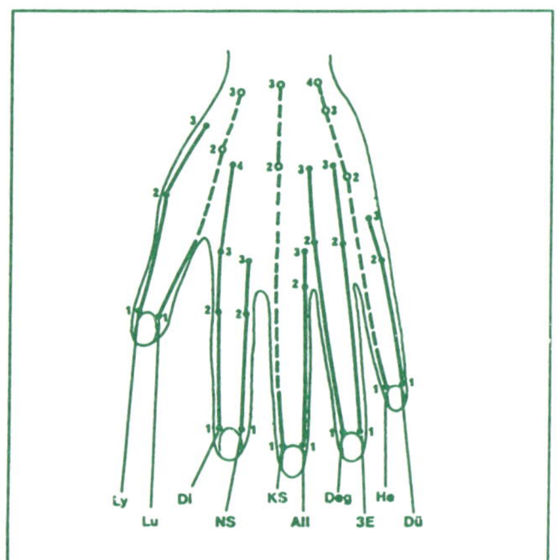

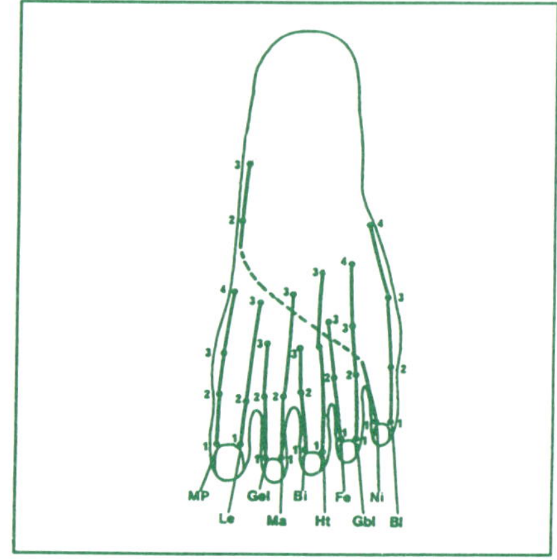

Die Werte, die sich bei dieser Testung ergeben und die die energetischen Gehalte der gemessenen Meridiane anzeigen, können auf der kreisrunden Skala des Testteils (ganz rechts auf der Zeichnung Seite 23) abgelesen werden. Die Einteilung der Skala geht von 0 bis 100. Ihre Bedeutung wird im folgenden Kapitel beschrieben.

Die voraussichtliche Wirkung eines Medikaments kann getestet werden

Auf dieser Skala werden auch die Werte angezeigt, die bei einem Medikamententest erzielt werden. Geht der Zeiger bei der Testung gegenüber dem vorher ohne Medikament gemessenen Wert in Richtung 50, dann kann das getestete Medikament in der Therapie mit Aussicht auf Erfolg eingesetzt werden.

Bei der Therapie mit dem BICOM-Gerät wird der Patient wieder über Elektroden mit dem Gerät verbunden. Bei der Basistherapie, die der allgemeinen Verbesserung der körpereigenen Energie dient, gibt der Patient körpereigene Energie über Elektroden/Kabel an das Gerät ab und erhält sie nach krankheitsspezifischer Bearbeitung im Gerät über Kabel/Elektroden zurück.

Bei den Folgetherapien, in denen z. B. die invertierten Schwingungen eines Allergens auf den Patienten überschwungen werden, wird das Allergen in einen Aluminium- oder Messingbecher gestellt, von dem die Schwingungen des Allergens an das BICOM-Therapiegerät weitergegeben werden. Von dort aus werden sie nach entsprechender Bearbeitung (Modifikation) über Kabel/Elektroden an den Patienten weitergegeben.

Die Anzeigen, die dabei eine Rolle spielen, sind im linken Teil des Geräts angeordnet. Im Flüssigkristallanzeiger (= Display) können die vom Therapeuten eingestellten Therapieprogramme bzw. ihre Einzelparameter abgelesen werden. Je nach Erkrankung des Patienten kann der Therapeut mit bewährten, eingespeicherten Therapieprogrammen arbeiten oder selbst anhand von Testungen des Patienten ein individuelles Therapieprogramm zusammenstellen.

Individuelle Einstellung der Therapieparameter

Als wichtigste Einzeleinstellungen sind zu nennen:

- *die Therapieart:* Wie beschrieben, können therapeutisch sowohl harmonische als auch disharmonische Schwingungen eingesetzt werden. Auf der Flüssigkristallanzeige wird angezeigt, welche Schwingungsart für die Therapie gewählt wurde.
- *die Verstärkung:* Die gewählten Schwingungen müssen je nach der Reaktionsfähigkeit des Patienten und der beabsichtigten therapeutischen Wirkung verstärkt oder abgeschwächt werden.
- *die Therapiezeit:* Die Therapiewirkung hängt auch von der Einwirkzeit der therapeutischen Impulse ab.

Die zur Eingabe von Therapieprogrammen und Einzeleinstellungen nötigen Kennziffern tippt der Therapeut auf dem Tastenfeld rechts neben der Flüssigkristallanzeige des Geräts ein.

Wie Sie gelesen haben, arbeitet das BICOM-Gerät mit den körpereigenen Schwingungen des Patienten oder denjenigen von Substanzen. Auf dem Frequenzband, das sich im Therapieteil über der Flüssigkristallanzeige befindet, bewegt sich ein roter Cursor, wenn diese Schwingungen in den verschiedenen Frequenzbereichen an den Patienten übertragen werden. Die Schnelligkeit, mit der sich der Cursor hin und her bewegt, zeigt an, in welcher Schnelligkeit diese Schwingungen der Reihe nach "abgegriffen" und an den Patienten gegeben werden.

Feinabstimmung therapeutischer Signale

Wenn der Therapeut nur eine einzelne Frequenz einsetzen will, dann kann er diese mit dem Drehknopf an der rechten Seite des Therapieteils einstellen. Der Cursor bleibt dann an der entsprechenden Stelle des Frequenzbandes stehen.

Dokumentation von Daten in Diagnose und Therapie

Mit dem in der Mitte des Geräts befindlichen Drucker kann der Therapeut die eingestellten Programme und Einzeleinstellungen sowie auch die Testergebnisse ausdrucken lassen und zur Dokumentation in die Patientenkarte einkleben. Anhand dieser Aufzeichnungen kann er dann den Behandlungsverlauf gut verfolgen.

Die Praxis der Bioresonanztherapie mit der BICOM-Technologie

Die Diagnose hat in der Bioresonanztherapie ein besonderes Gewicht

Am Anfang einer erfolgreichen Therapie steht die richtige Diagnose. Eine Binsenweisheit? Gewiß, aber wie oft wird sie befolgt? In der Bioresonanztherapie jedenfalls hat sie ein besonderes Gewicht; denn ohne genaue Kenntnis der Krankheitsursachen wird der Bioresonanztherapeut zwar mit Grundtherapien schon viel bewirken, aber längst noch nicht alle Möglichkeiten des Verfahrens ausschöpfen können.

Entsinnen Sie sich: Eine der wichtigsten Erkenntnisse der neuen Medizin ist die im 1. Kapitel besprochene Tatsache, daß ein wirklicher Therapieerfolg nur dann erwartet werden kann, wenn die Therapie ganz exakt dem Resonanzmuster des Patienten entspricht.

Und das ist bei der Bioresonanztherapie schon dadurch mög-

Exakte Therapie mit patienteneigenen Schwingungen

lich, daß sie mit den patienteneigenen Schwingungen arbeitet. Eine genauere Therapie gibt es nicht. Es ist darüber hinaus aber auch möglich, weil die Bioresonanztherapie die Schwingungen der betreffenden Substanzen mindern oder gar „löschen" kann, indem sie ihre Inversschwingungen einsetzt.

Wichtige Faktoren für den Bioresonanztherapeuten

Für den Bioresonanztherapeuten ist der *Name* der Erkrankung, an der sein Patient leidet, nicht so sehr wichtig. Für ihn ist es bedeutender, welche Funktionskreise und Organe betroffen sind, ob es sich um allergische oder entzündliche oder degenerative Prozesse handelt, ob die Selbstheilungskraft des Patienten gut ist oder ob Regulationsblockaden vorliegen, ob nur wenige oder mehrere krankheitsverursachende und -auslösende Faktoren vorliegen. Kurz und gut: Der Bioresonanztherapeut muß sich in den meisten Fällen – außer wenn er die Bioresonanztherapie nur unterstützend einsetzt – ein umfassendes ganzheitliches Krankheitsbild seines Patienten verschaffen.

Welche Faktoren verursachen die Erkrankung oder lösen sie aus?

Dazu muß er möglichst viele die Krankheit seines Patienten verursachende und auslösende Faktoren suchen und analysieren. Hierzu bedient er sich zuerst des Berichts seiner Patientin bzw. seines Patienten; denn schließlich kennen diese ihre Krankheit zumeist gut und können oft wichtige Hinweise geben. Es folgt die körperliche Untersuchung, mit der die Symptome verständlicher werden. Ausführliche Testungen ergeben die eigentlichen Einblicke in die Krankheit. Und schließlich runden Laborbefunde und gegebenenfalls auch eine „Ortsbesichtigung" – z. B. bei geopathischen Belastungen der Schlafstätte – das Bild ab.

Ganzheitliche Diagnose

Am Ende dieses Prozesses steht also nicht nur ein Krankheitsname, sondern eine Fülle von Informationen, aus denen sich das ganzheitliche Bild des gesundheitlichen Zustands seines Patienten ergibt. Das ist die richtige Diagnose, die am Anfang einer (hoffentlich) erfolgreichen Therapie steht.

!

> Dabei nehmen die Bioresonanztestungen eine zentrale Rolle ein.

Bevor ich sie im folgenden bespreche, sollten Sie wissen, daß sie – weil sie auf der energetisch-informationellen Ebene arbeiten – ganz anders gelagert sind als die Diagnosemethoden der konventionellen Medizin, daß sie sogar manchmal aufgrund des unterschiedlichen Ansatzes entgegengesetzte Ergebnisse erbringen können.

Stuhlanalyse auf Candida-Hefepilz

Als Beispiel sei der Candida-Hefepilz-Test im Stuhl erwähnt: Ein biochemisches Labor wird u. U. keinen Candidabefund im Stuhl erbringen, weil in dieser einen Stuhlprobe kein Candidapilz vorhanden ist, während ein Bioresonanztest einen positiven Befund erbringen kann, weil in eben dieser Stuhlprobe die Candida-*Schwingung* vorhanden ist. Der Candidabefall im Darm ist aber in beiden Fällen vorhanden. (Der negative Befund des Labors kann zum Beispiel daher kommen, daß der Pilz sich zur Zeit der Stuhlentnahme nur in Aussackungen der Darmschleimhaut [Darmkrypten] aufhielt und somit nicht in der Stuhlprobe.)

Bluttest auf Allergenantikörper

Oder: Ein serologischer Antikörpertest (Bluttest) kann einen positiven IgE-Befund erbringen, was auf eine Allergie schließen läßt, während ein Bioresonanz-Allergen-Test keinen Befund bringt, weil zuvor das Allergieengramm gelöscht wurde und die Substanz, gegen die die IgE-Antikörper gebildet wurden, keine allergischen Reaktionen mehr auslöst. Der IgE-Befund ist in diesem Fall also positiv, obwohl die Allergie nicht mehr vorhanden ist.

Was wird mit den Bioresonanztestungen überprüft?

Die fundamentalen Bioresonanztestungen

Es sind dies

- der energetische Gesamtzustand der Patientin/des Patienten,
- die energetischen Zustände ihrer/seiner Akupunkturmeridiane (= der körperlichen Funktionskreise und Organe),
- der Einfluß der Schwingungen von Störfaktoren unterschiedlicher Art auf den Patienten,
- die Wirksamkeit und Verträglichkeit von Medikamenten,
- die optimale Einstellung des Therapiegeräts.

Die Zahl der gesundheitsbelastenden Störfaktoren ist in unseren industrialisierten Ländern schier unendlich. Man kann sie kaum noch erfassen. Deshalb ist es für einen Therapeuten sinnvoll, sich ein Schema zuzulegen, nach dem er testet und therapiert. Jeder Therapeut hat da sein eigenes System. Für meine Patienten habe ich eine Einteilung in folgende Belastungsgruppen vorgenommen:

Gruppen von Belastungsfaktoren

1. Strahlungen
2. Toxine
3. Allergene
4. Mikroorganismen
5. Fehlernährung und Stoffwechselstörungen
6. Störungen des Darms
7. Schädigungen des Körpers
8. die psychosoziale Situation
9. ungünstige Lebensführung

Besonders die langfristigen Belastungen der körpereigenen Abwehrsysteme mit diesen Störfaktoren sind eine Hauptursache chronischer Erkrankungen. Da sie mit den Methoden der konventionellen Medizin häufig nicht diagnostiziert werden können, sind sie als Verursacher chronischer Erkrankungen oft nicht bekannt oder anerkannt. Eine ursächliche Therapie ist in diesen Fällen nicht möglich, und die Behandlung beschränkt sich auf die Bekämpfung der Symptome der Erkrankungen. Dabei sollte es aber nicht bleiben. Deswegen können Sie sich im folgenden ausführlicher über die wichtigsten Störfaktoren informieren, die eventuell auch bei Ihnen eine Rolle spielen.

Welche Belastungen schädigen die Gesundheit?

Belastungen durch Strahlung

Strahlung ist Energie, die von Materie (= verdichteter Energie) ausgesandt wird. Sie kann mit dem Organismus in Wechselwirkung gehen, wenn Ionenpaare erzeugt werden. Dabei kann sie biologisch positiv oder negativ wirken. Es

können biochemische Reaktionen, aber auch Veränderungen der körpereigenen Selbstregulationen auftreten.
Wenn die Schwingungsmuster der Regulationssysteme durch äußere Strahlung überlagert werden, kann es zu Fehlregulationen kommen, wie bei allergischen Reaktionen.

Geopathische Störzonen

Unter geopathischen Störzonen („Erdstrahlen") versteht man im allgemeinen von Wasseradern sowie Spalten und Verwerfungen des Erdreichs ausgehende, den Menschen schädigende elektromagnetische Wellen und Felder. Sie sind seit Jahrtausenden bekannt, und die „alten Chinesen" richteten sich sogar beim Bau ihrer Häuser danach. Heutezutage wird ihre Existenz wie vieles Überlieferte von der Wissenschaft angezweifelt.

Negative und positive Wirkungen

Die elektromagnetischen Strahlen der geopathischen Störzonen können auf Lebewesen wie den Menschen negative und positive Wirkungen ausüben. Diese entstehen durch Wechselwirkung der geopathischen Strahlung mit dem Eigenfeld des Menschen.
Beeinflussungen durch geopathische Störzonen sind am stärksten an belasteten Orten längeren Aufenthalts, z. B. im Bett oder auch am Arbeitsplatz. Ein fachkundiger Radiästhet kann die genaue Lokalisation des Belastungsorts feststellen und entsprechende entlastende Änderungen vorschlagen.

Symptome geopathischer Belastungen

Aber auch ein Laie kann sich gut vorinformieren, ob sein Schlafplatz eventuell geopathisch belastet ist. Hinweise können folgende allgemeine Anzeichen geben:

- Einschlaf- und Durchschlafschwierigkeiten, Schlaflosigkeit, unruhiger Schlaf, Sprechen im Schlaf, Alpträume, plötzliches Aufschreien im Schlaf, während des Schlafs mit den Zähnen knirschen oder klappern;
- übermäßiges Schlafbedürfnis, morgens wie zerschlagen, der Patient wacht „wie gerädert" auf;
- im Bett kalte Füße oder Beine, Frieren im Bett;
- nächtliche Unruhe in den Beinen, nächtliche Wadenkrämpfe;

- nächtliche Schweißausbrüche;
- Störungen der Gesundheit, die nur in der Nacht oder verstärkt in der Nacht auftreten;
- Atemnot (evtl. Asthma);
- Venenentzündungen.

Bei Kindern können noch folgende besondere Anzeichen auftreten:

- Bettnässen;
- Kopfrollen, mit dem Kopf in die Kissen schlagen;
- Vor- oder Zurückbewegen des Oberkörpers im Bett;
- Verlassen des Bettes.

Wie können geopathische Belastungen getestet werden?

Die Wirkung geopathischer Störzonen kann in der Bioresonanztherapie ausgetestet werden, z. B. mit dem BICOM-Drehungstester (ein Gerät, mit dem z. B. die Rechts- oder Linksdrehung des Blutes festgestellt werden kann) oder mit speziellen Testampullen, wie mit der Ampulle *Silicea*. Damit kann eine klare Aussage gemacht werden, ob der Patient geopathisch belastet ist. Auch gleichmäßig erhöhte Werte der Hand- und Fußakupunkturpunkte sind ein Hinweis auf eine mögliche geopathische Belastung.

Behandlung geopathischer Belastungen

Bei positivem Befund sollte die belastete Schlafstelle saniert werden. Ist dies kurzfristig nicht möglich, kann die Bioresonanztherapie eine überbrückende Hilfe geben, indem morgens ein mit den entsprechenden Schwingungen imprägniertes BICOM-Hautpflegeöl auf bestimmte Hautpartien aufgetragen wird. Dadurch werden die nachts aufgenommenen Fremdschwingungen reduziert. (Das BICOM-Hautpflegeöl ist ein spezielles, Mineralien enthaltendes Öl, dem therapeutische Schwingungen aufgeprägt werden können.)

Die Bioresonanztherapie sollte auch nach der Sanierung des Schlafplatzes eingesetzt werden, weil sie die Regenerationszeit verkürzen und Krisen verhindern kann, die oft nach der Sanierung auftreten.

Technische elektromagnetische Störfelder

Elektromagnetische Vorgänge bestimmen unser Leben. Sie steuern und regeln alle körperlichen Prozesse.

Elektrische und magnetische Wechselfelder

Technische elektrische Wechselfelder bilden sich, wenn Leitungen unter Strom stehen. *Technische magnetische Wechselfelder* bauen sich auf, wenn Strom fließt.

Wirkungen elektromagnetischer Strahlung

Körperfremde elektromagnetische Strahlungen können auf den Organismus direkt einwirken oder indirekt durch ihre Speicherung im Körperwasser. Sie werden aber auch von Substanzen, die im Körper eingelagert wurden, abgestrahlt. In allen Fällen können sie die körpereigene Regulation sowie die Zellfunktionen und Zellstrukturen beeinflussen. Dabei können sie die natürlichen Rhythmen des Organismus durch Überlagerungen der Körperfrequenzen stören – im Extremfall bis zum Zusammenbruch der Zellfunktionen.

Der schon erwähnte Prof. Adey beschreibt, daß selbst sehr schwache elektromagnetische Felder biomolekulare Systeme wie den Menschen beeinflussen können. Er bemerkt, daß dadurch die fetale Entwicklung, das Zellwachstum und Regulationen, Gehirnfunktionen und Hormonproduktionen sowie das Immunsystem gestört werden können.

Harmonische und disharmonische Schwingungen

Bei äußeren, in den Körper eindringenden elektromagnetischen Schwingungen unterscheiden wir *harmonische* (die Gesundheit fördernde) Schwingungen, wie z. B. die Schumann-Wellen, und *disharmonische* (die Gesundheit gefährdende), wie z. B. Frequenzen von Mikrowellenherden.

Elektrosmog

Elektromagnetische Wellen und Felder, die von Netzleitungen ausgehen, sind ein Teilbereich derjenigen Strahlungen, die allgemein unter dem Begriff *Elektrosmog* zusammengefaßt werden. Sie können von einer Vielzahl technischer Geräte und Instrumente ausgehen, von denen beispielhaft nur die Audio- und Videogeräte, Computer, elektrische Heizkissen, elektrische Küchengeräte, elektrische Uhren (Radiowecker!), Fernsehapparate, Fernseh- und Rundfunksender, Funktelefone, Hochspannungsleitungen, Radaranlagen, Stromleitungen in Haus und Wohnung, Transformatorenhäuschen sowie Wasserbetten mit Elektromotor genannt sein sollen.

Quellen elektromagnetischer Strahlung

Sie alle senden elektromagnetische Wellen aus, die die Regulationsmechanismen des Menschen negativ beeinflussen können. Leider gibt es keine Zahlen, die Auskunft geben könnten, wie hoch der prozentuale Anteil darauf negativ reagierender Menschen ist. Besonders deshalb nicht, weil physikalische Untersuchungen üblicherweise gerade mit denjenigen Testpersonen gemacht werden, die nicht zu den Risikogruppen gehören, nämlich jungen, zumeist gesunden Studenten.

Vor allem die enorme Zunahme des Mikrowellensmogs in den letzten Jahren führt zu einer chronischen Belastung des Menschen!

Der Mensch ist eine Antenne für elektromagnetische Strahlung

Der menschliche Körper ist eine Antenne für alle diese elektromagnetischen Informationen aus der Umwelt. Ein Test, welche Antennenform die wirksamste sei, hat ergeben, daß eine Antenne, die die Form eines Menschen mit ausgestreckten Armen darstellt, die wirksamste ist.

Machen Sie mal einen Versuch: Berühren Sie bei einem Radio, dessen Empfang trotz feiner Senderabstimmung nicht gut ist, die Antenne mit Ihrer Hand, und Sie werden sehen, wie sehr sich der Empfang verbessert durch Sie als Antennenverlängerung.

Beim „Elektrosmog" geht es also nicht nur um die starken Stromquellen, die den Organismus direkt schädigen können, sondern auch und besonders um sehr schwache Ströme. Bei langfristiger Exposition können selbst diese den Organismus stören, weil er – wie wissenschaftlich bewiesen – von ultraschwachen Schwingungen gesteuert wird.

Symptome elektromagnetischer Strahlung

Es entsteht eine Vielzahl von Symptomen, von denen hier nur ein paar genannt werden sollen: Abwehrschwäche, Allergien, allgemeine Schwäche, Appetitstörungen, Atembeschwerden, Blutdruckprobleme, Gereiztheit, Herzrhythmusstörungen, irrationale Angstgefühle, Konzentrationsstörungen, Kopfschmerzen, Krebsentwicklung, multiple Sklerose, Nervosität, Niedergeschlagenheit, plötzlicher Kindstod, Regelstörungen, Schlafstörungen, Sehtrübungen, Taubheit und Schwäche in den Beinen, Veränderungen der Körpertemperatur, Wetterfühligkeit.

Diese überwiegend allgemeinen Symptome geben leider keine direkten Hinweise auf ihre Verursachung durch Strahlung. Die aufgeführten Symptome können auch den Symptomen anderer Ursachen, z. B. Toxinbelastungen, Allergien, Infektionen, körperlicher Überforderung und seelischem Streß, ähnlich sein.

Wenn sie als Folge von Strahlungen auftreten, kann man ohne entsprechende Testungen auch kaum erkennen, ob es sich bei den Strahlungsursachen um geopathische Störzonen, elektromagnetische Störfelder oder radioaktive Strahlungen handelt.

Elektrosensible und Elektroallergiker

Jeder Patient spricht entsprechend seiner Resonanzfähigkeit auf andere Frequenzen an. Deswegen sind manche Menschen für Netzstrom empfänglich, andere nicht. Extreme Sensibilitäten können zu „Elektroallergien“ führen, bei denen der Patient auf bestimmte, für ihn typische Frequenzen mit allergischen Symptomen reagiert (nach Prof. Cyril W. Smith).

Manche Menschen können sogar auf Trinkwasser allergisch reagieren

Elektromagnetische Belastung durch das 50-Hz-Leitungsnetz

Manche Menschen können sogar auf Trinkwasser allergisch reagieren, wenn es die allergisierende Frequenz enthält! Umgekehrt kann eine dem Wasser gezielt aufmodulierte Frequenz therapeutische Effekte auslösen. Darüber hinaus ist jedoch die langfristige Belastung durch 50-Hz-Frequenzen (Leitungsnetz) und durch Hochspannungsleitungen aufgrund von Dauerexpositionen für alle Menschen schädlich.

Das für Diagnose und Therapie Wichtige ist, daß – wie bereits bei der Erörterung des Begriffs „Resonanz“ betont – im allgemeinen nur diejenigen Frequenzen wirksam werden, die mit dem Organismus in Resonanz gehen.

Langfristige Bestrahlung kann zu Elektroempfindlichkeit führen

Aber selbst elektrisch unempfindliche Personen sind dem elektromagnetischen Dauerstreß ausgesetzt und damit den Risiken, die sich aus der langfristigen Einwirkung elektromagnetischer Strahlen ergeben. Bei langfristiger Exposition können sie dann eine Elektroempfindlichkeit „erwerben“ und gehören dann zur Gruppe der elektrosensiblen oder elektroallergischen Personen.

Die Intensität der Einwirkungen elektrischer Felder auf den Menschen kann durch die Höhe der „Ankopplungsspannung“ abgeschätzt werden. Diese „Ankopplung“ besagt, wieviel

Strom ein – z. B. im Bett liegender – Mensch aus seiner Umgebung aufnimmt, beispielsweise von einem am Kopfende des Bettes stehenden Radiowecker. Diese Messung kann mit einem geerdeten Voltmeter vorgenommen werden, an den der Patient durch eine Handelektrode angeschlossen ist. Der auf einer Anzeige abgelesene Wert stellt die Ankopplungsspannung z. B. in Millivolt dar.

Messung der Ankopplungsspannung mit einem Voltmeter

Dieser Wert sagt allerdings nichts darüber aus, welche Wirkungen die Ankopplung auf diesen Menschen hat, weil zu dieser Beurteilung noch seine Konstitution, die übrigen Belastungen, seine Regulationsfähigkeit usw. berücksichtigt werden müssen. Die Werte können aber generelle Hinweise geben, ob die nächtliche Stromaufnahme im Bett tolerabel ist, oder ob sie wahrscheinlich zu zusätzlichem störendem Disstreß führen wird statt zu der notwendigen nächtlichen Regeneration. Die tatsächliche Belastung kann dann beispielsweise mit der Testampulle *Phosphor* (Phosphor in einer homöopathischen Potenz) überprüft werden. Im Rahmen der allgemeinen Grundtherapie wird ein Teil dieser aufgenommenen Strahlungen reduziert, spezielle Medikamente können aber noch tiefergreifender wirken.

Mikrowellen

Was bewirken die Schwingungen von Mikrowellen?
Normalerweise befinden sich die Schwingungen in den Zellen in harmonischer Abstimmung. Das muß so sein, damit alle Regulationsvorgänge geordnet ablaufen können. Durch äußere Strahlungseinwirkungen (z. B. Mikrowellen) kann aber die Zellschwingung (hinsichtlich Frequenz und Amplitude) so beeinflußt werden, daß sie sich verändert, steigert, vermindert oder erlöscht. In der Folge können Fehlsteuerungen von Funktionen sowie biologischer Rhythmen oder gar der Zelltod auftreten. Aber auch die weiterführenden Signale zu anderen Zellen sind gestört: Der gesamte Organismus ist in Mitleidenschaft gezogen.

Dem Elektrosmog schutzlos ausgeliefert?

In den hochelektrifizierten Industrieländern ist der Mensch den Einflüssen elektrischer und magnetischer Felder oft schutzlos ausgeliefert. Gegen Hochspannungsleitungen, Bahnstromleitungen, Transformatoren ist er weitgehend machtlos. Aber im häuslichen Bereich kann er den Elektrostreß reduzieren, indem er Radiowecker am Kopfende seines Bettes, elektrische Heizkissen, elektrische Ringleitungen, Metallteile am Bett, Leuchtstoffröhren, Nachtspeicherheizungen und Dimmer meidet oder zumindest aus seinem Schlafzimmer verbannt.

Netzfreischalter

Mit sogenannten Netzfreischaltern kann er die Stromzufuhr zu Schlafzimmer usw. unterbrechen. Bei richtiger Installation ist dann die elektromagnetische Belastung im Bett Null.

Radioaktive Strahlung

Der Mensch ist seit jeher radioaktiver Strahlung ausgesetzt. Allerdings waren das bis vor wenigen Jahrzehnten nur Strahlungen aus natürlichen Quellen, wie die kosmische Strahlung und Strahlungen der Erde (terrestrische Strahlung).

Die durchdringende Wirkung radioaktiver Strahlung

Erst seit der technischen Nutzung der Atom- und Kernkräfte kommt eine in Militär, Technik und Medizin eingesetzte künstliche radioaktive Strahlung hinzu. Diese kann chemische Bindungen (Moleküle) zerstören und in Zellen eine unübersehbare Vielfalt biochemischer Reaktionen auslösen. Ein einziges Teilchen einer Betastrahlung kann im menschlichen Gewebe Tausende chemischer Bindungen sprengen!

Jede noch so kleine Strahlung kann zu einem Schaden führen

Trifft die Strahlung (z. B. Röntgenstrahlung) im Zellplasma auf Moleküle, so können dadurch zahlreiche Zellgifte entstehen, die die Zellfunktionen beeinträchtigen oder sogar zum Absterben der Zelle führen können. Jede noch so kleine Strahlendosis kann zu einem Schaden führen. Bei häufigen Bestrahlungen mit niedrigen Dosen treten vorwiegend Spätschäden auf, bei einmaliger Bestrahlung mit hoher Dosis akute Schäden. Die Wahrscheinlichkeit einer Schädigung der Zellen steigt mit der Höhe der Dosis. Bei sehr großen Strahlendosen verursacht die Zerstörung der Zellmembrane den Zelltod. (Dies wird bei der Krebsbestrahlung gezielt angestrebt.)

Die Gesamtbelastung der radioaktiven Strahlung ist nicht abschätzbar

Die jährliche Gesamtbelastung durch natürliche und künstliche Strahlungen kann kaum richtig geschätzt werden. Sie hängt auch von Wohnort, Beruf, Lebensgewohnheiten, medizinischer Betreuung usw. ab.

Messung radioaktiver Strahlung

Die Stärke ionisierender Strahlung ist mit bestimmten Meßgeräten (Geigerzähler, Dosimeter, Gammaspektrometer) meßbar. Auch mit den Bioresonanz-Testverfahren kann mit Testampullen (z. B. mit der Testampulle *Aqua R 100*) geprüft werden, ob der Patient röntgenbelastet ist.

Belastungen durch Toxine

Toxine sind Giftstoffe bzw. Schadstoffe, die den Menschen krank machen können. Naturstoffe, Chemikalien, Arzneistoffe usw. werden nach ihrer Aufnahme in den Körper umgewandelt (verstoffwechselt), die „Schlacken" ausgeschieden oder im Körper abgelagert. Die entstandenen Abbauprodukte sind in den meisten Fällen ungiftiger als ihre Ausgangssubstanz, es können aber auch giftigere Produkte entstehen.

Giftigkeit von Substanzen

Wie giftig ein Stoff für den Organismus ist, hängt von der Konzentration der giftigen Substanz ab, von der aufgenommenen Menge, vom Ort des Einwirkens im Körper, von der Häufigkeit und zeitlichen Dauer der Aufnahme, von seiner Verteilung im Körper und von der individuellen Abwehrkraft.

Bei Patienten, die mit der Bioresonanztherapie behandelt werden, handelt es sich fast immer um schleichend-chronische Vergiftungen, die in Kombination mit anderen Belastungsfaktoren zu einer chronischen Erkrankung geführt haben.

Summations- und Kumulationseffekte

Bei der Beurteilung von Toxinwirkungen sind besonders die Summations- und Kumulationseffekte wichtig. Die einzeln zugeführte Menge mag sehr gering sein, aber durch die häufige Zufuhr vieler kleiner Mengen z. B. in unterschiedlichen Nahrungsmitteln tritt ein Summations- und Kumulationseffekt auf. Dieser kann für den Körper eine echte Bedrohung darstellen.

Die Abwehrfähigkeit der Betroffenen ist wichtig

Besonders wichtig ist die individuelle Abwehrfähigkeit der Betroffenen. Eine Person mit einer guten Konstitution kann Toxine besser entgiften und ausscheiden oder im Notfall ohne größere Komplikationen im Grundsystem ablagern als eine Person mit einer schwachen Konstitution. Deswegen gehören Säuglinge und Kleinkinder mit geringer Abwehrkraft sowie durch Krankheit geschwächte und ältere Personen, die im Laufe ihres Lebens viele Toxine im Körper angesammelt haben, aber auch Schwangere und Ungeborene zu den wahren Risikogruppen schleichender Vergiftungen.

Risikogruppen

Ererbte Toxine

Geschlechtskrankheiten, Tuberkulose und andere toxische Belastungen der Vorfahren (Eltern, Großeltern) können als Erbinformationen die Nachkommen belasten. Sie können in der Bioresonanztherapie auf ihre Bedeutung im Krankheitsgeschehen des Patienten geprüft werden, z. B. mit den Testampullen *Luesinum* und *Tuberculinum*. Bei positivem Befund sollten sie mit der Bioresonanztherapie eliminiert werden, um das Abwehrsystem zu entlasten.

Die Brisanz der Erbtoxine

Im allgemeinen kommen diese Erbtoxine erst durch Summation mit anderen Belastungen zum Tragen. Sie stellen dann eine sehr schwerwiegende Belastung dar.

Arbeitsplatz- und Berufstoxine

Die Kenntnis des Berufs und/oder des Arbeitsplatzes des Patienten kann dem Therapeuten wesentliche Hinweise auf mögliche Belastungen durch Toxine geben.

Risikogruppen

- Anstreicher/Maler: Lösungsmitteldünste
- Friseure/Friseusen: chemische Haarpflegemittel
- Gärtner: Herbizide, Insektizide
- Hausfrauen: Putzmittel
- Laboranten/Laborantinnen: Chemikalien
- Landwirte: Pestizide
- Metallarbeiter: Metallstäube
- Reinigungsfacharbeiter: chemische Reinigungsmittel
- Verkehrspolizist: Bleibelastungen
- Zahnärzte/Zahnarzthelferinnen: Amalgamdämpfe

Die Anzahl möglicher Toxine ist groß; da sie nicht alle der

Reihe nach getestet werden können, müssen im persönlichen Gespräch zwischen Therapeut und Patient schon einige verdächtige ermittelt und dann mit den Methoden der Bioresonanztherapie getestet werden, z. B. über die Testampullen *Benzolum* bei Tankstellenwärtern oder *Terebinthina* (Terpentin) bei Anstreichern.

Wirkungen von Arbeitsplatz- und Berufstoxinen

Arbeitsplatz- und Berufstoxine können zu akuten und chronischen Vergiftungen führen, aber auch zu allergischen und pseudoallergischen Reaktionen. Besonders die ständige Konfrontation mit kleinen Dosen toxischer Stoffe stellt eine schleichende aber umso nachhaltiger umstimmende Belastung der Abwehrsysteme dar.

Chlorierte Kohlenwasserstoffe

Heutzutage stehen die Schäden durch chlorierte Kohlenwasserstoffe (CKW) an 2. Stelle der Berufskrankheiten. Von ihnen gelten PCB (polychlorierte Biphenyle) als schwerwiegendste, gefolgt von PCP (Pentachlorphenol), Formaldehyd und Chlor. Sie und eine Vielzahl anderer Toxine können in der Bioresonanztherapie mit entsprechenden Testampullen ausgetestet werden, ohne daß der kostspielige und zeitaufwendige Weg einer Blutuntersuchung beschritten werden muß.

- *PCB* (polychlorierte Biphenyle) sind in Kondensatoren, Hochspannungstransformatoren, Farben, Lacken, Weichmachern für Kunststoffe usw. verarbeitet worden. Eine Freisetzung von PCB in die Umwelt erfolgt durch Müllverbrennungsanlagen. Dabei können sich auch Dioxine und Furane bilden.

  PCB in Nahrungsmitteln

  Die Herstellung von PCB ist in Deutschland seit 1983 verboten. Dennoch stellen die PCBs durch ihr Vorkommen in Nahrungsmitteln die derzeit wichtigsten Umweltschadstoffe dar. Die geringsten Konzentrationen befinden sich in pflanzlichen Nahrungsmitteln, die am stärksten belasteten Nahrungsmittel sind aufgrund der Nahrungskette Fisch und Fleisch, besonders Wildbret sowie tierische Fette. Die tägliche Aufnahme beträgt ca. 2 Mikrogramm durch tierischen Fette und ca. 0,5 Mikrogramm durch pflanzliche Nahrungsmittel.

  Wegen ihrer guten Fettlöslichkeit lagern sie sich im

Fettgewebe, aber auch in Herz, Leber, Milz, Magen, Lunge und Niere sowie Nebenniere ab. Wegen der Placentadurchlässigkeit können schon Föten PCB-belastet sein.

Symptome durch PCB

PCBs wirken eher chronisch toxisch. Die Symptome reichen beim Menschen von Akne über Bindehautentzündungen bis zu Herzrhythmusstörungen. Ein möglicher Zusammenhang zwischen PCB und Allergien wird diskutiert, wissenschaftliche Hinweise liegen vor.

Therapie von PCB-Erkrankungen

In der Bioresonanztherapie kann eine mögliche Belastung mit PCB durch eine entsprechende Testampulle abgeklärt werden. Bei positivem Befund können die im Körper abgespeicherten Schwingungen vermindert oder gelöscht werden.

- *PCP* (Pentachlorphenol) ist ein desinfizierendes und pilztötendes Pulver. Es wird auch als Holzschutzmittel eingesetzt. Verunreinigungen mit Dioxinen und Furanen erhöhen die Giftigkeit von PCP.

Symptome und Therapie von PCP-Wirkungen

PCP kann mit der Nahrung und durch die Haut aufgenommen werden. Es hemmt die Energieübertragung im Körper. Bei langfristiger Einwirkung treten Abmagerung, ständige Müdigkeit sowie Leber- und Nierenschäden auf. Eine mögliche Belastung kann in der Bioresonanztherapie mit entsprechenden Testampullen überprüft und therapiert werden.

- *Formaldehyd* ist unter anderem ein Ausgangsstoff für Kunstharze und Kunststoffe sowie Bindemittel für Preßspanplatten. Es ist ein Textilhilfsmittel sowie Desinfektions- und Konservierungsmittel. Es ist aber auch in Cremes, Kosmetika, Haarshampoo, versiegeltem Parkett, verklebtem Teppich vorhanden. In Autoabgasen und Zigarettenqualm konnte es ebenfalls nachgewiesen werden.

Symptome durch Formaldehyd

Formaldehyd wirkt toxisch und kann als Inhalations- und Kontaktallergen allergische Reaktionen auslösen. Entsprechend betreffen die Symptome die Lunge, die Haut und den Magen-Darm-Trakt. Erzeugt werden u. a. Gelenkschmerzen, Störungen der Gehirnfunktionen, Kopfschmerzen, Müdigkeit, Muskelschmerzen. Formaldehyd steht im begründeten Verdacht, Krebs zu erzeugen.

Die Testampulle *Formaldehyd* gibt Auskunft über mögliche Intoxikationen. Gegebenenfalls kann die Belastung ausgeleitet werden.

- *Chlor* ist ein Grundstoff bei der Herstellung von Lösungsmitteln und anorganischen Chemikalien. Ferner dient es der Entkeimung und Aufbereitung von Wasser. Chlor und seine Abbaustoffe sind Zellgifte. Eine entsprechende Testampulle steht zur Verfügung.

Haus-, Wohn- und Gartentoxine

Toxine in Hülle und Fülle

Haus und Wohnung bergen eine Vielzahl von Belastungsfaktoren, von Holzschutz- und Imprägniermitteln (z. B. Lindan) über Farben und Lacke (z. B. Benzol) bis zu alten Wasserrohren (Blei). Im weiteren Sinne gehören in die Wohnung auch chemisch behandelte Bekleidungsstoffe (z. B. Tetrachlorkohlenstoff), Kosmetika (z. B. Quecksilber), Putz- und Reinigungsmittel (z. B. Tenside), Fußbodenbeläge (z. B. Vinylchlorid), Kunststoffgeschirr (z. B. PCB) usw., eventuell auch Tabakrauch (z. B. Cadmium).
Im Garten werden nach Art der industrialisierten Landwirtschaft gerne chemische Helfer versprüht: Herbizide, Insektizide und was sonst noch Beet und Rabatte von „Un"kräutern und „Un"tieren freihalten kann.
Haus und Hof: ein Tummelplatz toxischer und allergisierender chemischer Stoffe.

Test und Therapie toxischer Belastungen

Mit den entsprechenden Testampullen können diese und weitere mögliche Intoxikationen durch Wohn- und Gartengifte festgestellt und bei positivem Befund therapiert werden.

Metalle

Metalle können in Schwermetalle und Leichtmetalle unterschieden werden. Im allgemeinen sind die Schwermetalle für den Organismus gefährlicher, dennoch sollte man die Leichtmetalle als Gefährdungspotential nicht übersehen. Auch sind nicht alle Schwermetalle giftig, z. B. sind Zink,

Eisen, Mangan, Kupfer lebensnotwendig und Cadmium, Blei, Quecksilber sowie Thallium giftig.

Schwerwiegende Schwermetalle

Nach der Erfahrung einiger Therapeuten gehören Quecksilber, Blei und Cadmium zu den schwerwiegendsten metallischen Belastungen. Dabei ist für Therapeuten nicht so sehr die Einhaltung von Grenzwerten wichtig, sondern ob eine Substanz den Patienten in seiner aktuellen Abwehr- und Regulationsfähigkeit schädigt oder nicht. Dies kann mit entsprechenden Testampullen festgestellt werden.

Symptome von Bleivergiftungen

- *Blei* ist aufgrund der globalen Umweltverschmutzung allgegenwärtig. Es wird zu etwa 77 % mit pflanzlichen und tierischen Nahrungsmitteln aufgenommen, zu 14 % mit dem Trinkwasser und zu 9 % mit der Atemluft. Besonders Leber und Niere (= die Entgiftungsorgane) von Tieren sind stark bleibelastet. Als Symptome chronischer Bleivergiftungen treten Appetitlosigkeit, blaßfahle Haut, schiefergrauer „Bleisaum“ am Rande des Zahnfleischs, Entwicklungsstörungen des Gehirns (bei Föten, Säuglingen und Kleinkindern), Impotenz, Kopfschmerzen, Magen-Darm-Beschwerden, Müdigkeit, Nervosität, Schlafstörungen, Schwächegefühl, Übelkeit, Zittern usw. auf.
- *Cadmium* ist ein sehr giftiges Schwermetall. Es wird überwiegend durch die Ernährung (Fisch, Schlachttiere, Pilze) aufgenommen. Weitere Quelle: der Tabakrauch. Cadmium steht im Verdacht, Krebs zu erzeugen.

  Wirkungen von Cadmium

  Cadmium schädigt das Abwehrsystem und das Nervensystem sowie die Entgiftungsorgane Niere und Leber, aber auch die Nebennieren und die Schilddrüse.
- *Quecksilber:* Nach einer Veröffentlichung der Weltgesundheitsorganisation aus dem Jahr 1991 erfolgt die größte tägliche Quecksilberaufnahme durch Zahnamalgam, gefolgt von Fisch und Meeresfrüchten.

  Symptome durch Quecksilber

  Quecksilbersymptome sind zum Beispiel Allergosen, chronisch-entzündliche Erkrankungen der Atemwege, Augenschäden, blutige Durchfälle, Depressionen, Dermatosen, Fruchtbarkeitsstörungen sowie Hormonstörungen und Haarausfall, Innenohrschwerhörigkeit, Konzentrationsstörungen, Metallgeschmack im Mund, schwarzer

Quecksilbersaum an den Zähnen, Reizbarkeit, Tinnitus, Übelkeit, Zahnlockerung, Zittrigkeit.

Leicht- und Schwermetalle können in der Bioresonanztherapie auf ihre toxische und allergisierende Belastungswirkung getestet werden. Die Entgiftung und Ausleitung molekularer Ablagerungen kann mit der Bioresonanztherapie unterstützt werden.

Pestizide

Pestizide belasten die körpereigenen Regulationsmechanismen

Atrazin, Lindan und Parathion zählen zu den wirkungsvollsten Pflanzenschutzmitteln, die jedoch nicht nur Insekten, sondern auch den Menschen schädigen können. Die materiellen, energetischen und informationellen Anteile dieser und anderer Pestizide machen den körpereigenen Regulationsmechanismen schwer zu schaffen.

- *Atrazin,* seit 1988 in Deutschland verboten, wurde hauptsächlich im Maisanbau zur Hemmung des Wachstums von "Un"kräutern eingesetzt. Aufgrund seiner freigiebigen Anwendung ist es fast überall im Grund- und Trinkwasser zu finden, oft in Mengen, die nach der Trinkwasserverordnung nicht mehr zulässig sind.
- *Lindan* ist der Handelsname für das Pestizid gamma-HCH. Es wird in Landwirtschaft und Gärtnereien, aber auch in Haushaltsprodukten und im Holzschutz verwendet. Es gehört zu den chlorierten Kohlenwasserstoffen und reichert sich wie diese im fetthaltigen Gewebe von Tieren und Menschen sowie in der Muttermilch an.
- *Parathion* (E 605) ist ein stark giftiges Insektizid, das in der Natur und in Lebewesen zu Paraoxon abgebaut wird, das die eigentliche und gefährlichere Wirksubstanz darstellt. Die Aufnahme erfolgt über die Haut, die Schleimhäute, den Magen-Darm-Trakt. Als Vergiftungserscheinungen treten Angstzustände, asthmaähnliche Atemerschwerung, Bronchialsekretion, Krämpfe, Lungenödem, Schwindel, Schwitzen, Speichelfluß, Zuckungen, Tod durch Atemlähmung auf.

Entgiftung mit der Bioresonanztherapie

Testampullen für Atrazin, Lindan, Parathion und andere Pestizide wie DDT liegen vor; die naturheilkundliche Entgiftung des Körpers kann mit der Bioresonanztherapie erfolgversprechend unterstützt werden.

Medikamente

Die Einnahme von Medikamenten kann für den Organismus eine zusätzliche Belastung darstellen. Der Spruch „Keine Wirkung ohne Nebenwirkung" bewahrheitet sich leider allzuoft. Antibiotika, Kortikoide und die „Pille" können zur Störung der Darmflora beitragen und Darmdysbiose und Darmmykose Vorschub leisten, Psychopharmaka können die Regulationsmechanismen blockieren, Penicillin kann zu allergischen Reaktionen führen.
Medikamente werden nur selten auf die individuelle Regulationsfähigkeit der Patienten abgestimmt. Wir wissen aber jetzt, daß die Wirksamkeit therapeutischer Impulse von der persönlichen Resonanz abhängt. Ist sie nicht gegeben, wirkt das Medikament nicht genau, und die nicht therapeutisch wirksamen Teile können den Menschen belasten.

Testung und Therapie medikamentenbedingter Belastungen

Medikamente sollten also vor ihrer Verordnung vom Therapeuten auf ihre Wirksamkeit und Verträglichkeit getestet werden. Dies ist in der Bioresonanztherapie problemlos möglich. Sie kann auch die schon im Körper befindlichen Schadschwingungen von belastenden Medikamenten diagnostizieren und durch Inversschwingungen vermindern oder löschen.

Impfungen

Impfungen schützen nicht nur, sie können dem Geimpften auch schaden. Sie können zu Überreaktionen, aber auch zu langfristigen Schädigungen des Organismus führen.

Akute Überreaktionen

In akuten Überreaktionen können Benommenheit, Temperaturanstieg, lokale Entzündungen, Apathie, Durchfall, Impfekzeme usw. auftreten. Akute Impfschäden sind gut erkennbar, nicht jedoch die chronischen, schleichenden Impfschäden, wie Regulationsstörungen, die mit dem Impfstoff gesetzt wurden. Da jede Impfung das Frequenzspektrum des Patienten ändert, ist immer mit einer zumindest vorübergehenden Folge zu rechnen, die oft noch Jahre später als Beeinträchtigung zu testen ist.

Impfungen können chronische Belastungen verursachen

Besonders ungünstig ist es, wenn sich Impfschäden mit therapeutisch unterdrückten Kinderkrankheiten koppeln.

Ein Beispiel: Ein Kind bekam Masern, deren natürliche Ausheilung durch abwehrblockierende therapeutische Maßnahmen verhindert wurde. Als es gegen Keuchhusten geimpft wurde, bekam es eine Überreaktion. Sowohl die unterdrückte Krankheit als auch der Impfschaden blockieren nun das Abwehrsystem. Diese Blockaden können mit der Bioresonanztherapie durch Inversschwingungen der Impfsubstanz aufgehoben werden.

Belastungen durch Allergene

Die menschlichen Abwehrmechanismen sind extrem gefordert

In der heutigen Zeit sind in den industrialisierten Ländern die Abwehrmechanismen der meisten Menschen extrem belastet. Daher kommt es, daß vom Abwehrsystem fälschlicherweise immer mehr zum Teil auch harmlose Substanzen als feindlich angesehen werden und heftige Abwehrreaktionen auslösen, die sogenannten allergischen und pseudoallergischen Reaktionen. Diese und ihre Therapiemethoden werden ab Seite 68 ausführlich beschrieben.

Belastungen durch Mikroorganismen

Mikroorganismen bedrohen den vorgeschädigten Körper

Zu den schwersten Störungen der Gesundheit gehört der Befall mit Mikroorganismen. Diese Lebewesen beziehen ihre Lebensgrundlage vom „Wirt“ Mensch. Allerdings wird bei Therapien leider allzuoft vergessen, daß es nicht die Mikroorganismen allein sind, die den Menschen schädigen, sondern daß der Mensch schon vorgeschädigt sein muß, damit ihn die Mikroorganismen bedrohen können. Erst das geschädigte Milieu läßt zu, daß sich Viren, Bakterien und

Pilze gefährdend ausbreiten können. Die Mikroorganismen sind dann nur die Auslöser. Das gilt selbst für AIDS und das HIV.

Viren

Viren, winzigste Mikro"organismen", an sich selbst nicht lebensfähig, nisten sich in Zellkernen ein. Die Zellteilung erfolgt danach mit veränderten Genen, z. T. nur noch im Sinne der Vermehrung der Viren. Es sollte in der Tat beunruhigen, daß beispielsweise die Durchseuchung der Bevölkerung mit dem Epstein-Barr-Virus und Viren der Herpesgruppe bereits 60–80 % erreicht hat.

Die Virustherapie stellt eine der größten Schwierigkeiten in der Medizin dar, z. B. bei therapieresistenten viralen Belastungen wie mit Herpesviren, bestimmten Coxsackieviren und Epstein-Barr-Viren.

Therapie von viralen Erkrankungen

Dem Heilpraktiker Martin Keymer gelang es, mit der Bioresonanztherapie und entsprechenden Testampullen inaktive Viren zu aktivieren und sie damit erstmals therapierbar zu machen. Umgekehrt gelang es ihm auch, ein Verfahren zu entwickeln, mit dem man aktive Viren inaktivieren kann, um sie bei starker Belastung des Patienten unschädlich zu machen, bis sie bei besserer Abwehrlage wieder aktiviert und dann therapiert werden können.

Wichtig ist für Patienten auch, daß die Testung der Viren einfach und ohne Belastung vonstatten geht.

Therapie bakterieller Belastungen

Die Therapie *bakterieller* Belastungen ist nicht ganz so kompliziert wie die der Viren. Neben einer allgemeinen Stabilisierung des Organismus geht es darum, dem Organismus die invertierten Schwingungen von exakt denjenigen ausgetesteten Bakterien zu geben, die die Störung darstellen. Auch hier steht eine Vielzahl von Testampullen und Nosoden zur Verfügung.

Die Therapie von *Pilzen* wird in einem speziellen Artikel beschrieben (s. Seite 105 ff.).

Belastungen durch Fehlernährung und Stoffwechselstörungen

Eiweiße, Kohlenhydrate, Fette, Mineralstoffe, Vitamine und Enzyme müssen dem Organismus in ausreichendem Maße und in der richtigen Zusammensetzung zugeführt werden, um als Baustoffe die Erhaltung des Körpers gewährleisten und als Betriebsstoffe die körpereigenen Funktionen erfüllen zu können.

Zu diesen Funktionen gehört auch die körpereigene Regulationsfähigkeit. Dysbalancen im Mineralstoffhaushalt können den „Resonanzboden" Körper so verändern, daß Fehlregulationen auftreten.

Fehlfunktionen durch Störungen des Mineralhaushalts

Ernährungsbedingte Mangelerscheinungen lebensnotwendiger Mineralien (Mengen- und Spurenelemente) belasten den Organismus ebenso wie Überschüsse. Das gestörte Gleichgewicht der Mineralien und der damit verbundene entgleiste Elektrolythaushalt bringen den Stoffwechsel durcheinander. Dies kann zu weitreichenden Fehlfunktionen führen.

Mit dem Elektrolythaushalt verschieben sich der Wasserhaushalt und der Säure-Basen-Haushalt sowie der Energiehaushalt. Auch der „Resonanzboden Körper" schwingt bei verschobenem Mineralhaushalt anders. Die ultraschwachen elektrischen Ströme der ungleichgewichtigen Elektrolyte bilden ein neues, verzerrtes Muster.

Im Zusammenhang mit der Thematik dieses Buches können hier keine Empfehlungen für eine optimale Ernährung gegeben werden.

Denn auch hier gilt: „Eines schickt sich nicht für alle". Auch Ernährung sollte individuell ausgewählt und zubereitet werden.

Aber eines läßt sich pauschal sagen: Ihre Ernährung sollte möglichst wenig mit künstlichen Nahrungsmittel-Zusatzstoffen belastet sein, die fast immer Störfaktoren für den Körper darstellen. Leider sind trotz Deklarationspflicht bei industriell be- oder verarbeiteten Nahrungsmitteln nicht alle Bestandteile deklariert (z. B. nicht bei offenen Backwaren), so daß die Verbraucher nur einen Teil schädlicher Zusatzstoffe vermeiden können.*

Hilfe durch die Bioresonanztherapie

Mit den Methoden der Bioresonanztherapie können viele schädliche Nahrungsmittelzusatzstoffe sowie einige Stoffwechselstörungen festgestellt werden. Die Schwingungen der festgestellten allergisierenden Zusatzstoffe können eliminiert oder reduziert werden. Auch Stoffwechselstörungen können mit der Bioresonanztherapie behandelt werden. Ausgeteste Mängel können vorübergehend mit der Orthomolekularen Medizin ausgeglichen werden, langfristig ist dann eine neuorientierte Ernährung notwendig.

Reines Trinkwasser?

Zu den Belastungen durch die Ernährung gehören auch die Belastungen durch *Trinkwasser*. Hierbei handelt es sich um die Anwesenheit von Schadstoffen im Trinkwasser, aber auch um deren Schwingungen.

Aufbereitung des Trinkwassers

Es ist technisch leicht möglich, Trinkwasser von den meisten unwillkommenen Schadstoffen zu befreien. Die besten Verfahren sind die Umkehrosmose und die Dampfdestillation. Aber auch nach der Reinigung sind (bei der Umkehrosmose) im Trinkwasser Frequenzen vorher darin befindlicher Schadstoffe festzustellen. Diese Schwingungen können der Gesundheit abträglich sein. Sie sollten eliminiert werden. Zudem sollte das zumeist durch den Transport in Leitungsrohren energiearme Wasser energetisch aufgeladen werden.

Belastungen durch Störungen des Darms

Der Darm entwickelt sich zum Teil wie die Haut aus dem äußeren (ektodermalen) Keimblatt. Dieser gemeinsame Ursprung deutet auf ihre Verbindung hin: Haut und Schleimhaut stellen Barriere- und Abwehrorgane dar. Die Darmschleimhaut grenzt das Äußere (den Darminhalt) gegen das Innere (die Organe und das Zwischenzellgewebe) ab. Damit soll verhindert werden, daß gröbere (höhermolekulare) Stoffe und Antigene wie Allergene, krankmachende Mikroorganismen und Toxine vom Darm ins Blut gelangen.

*Siehe hierzu den Ratgeber "Vorsicht Lebensmittel! – Praktische Hilfen für Ihr Kaufverhalten" von Gerhard Leibold, erschienen im gleichen Verlag.

Ausscheidungsorgane

Wie der Darm, so sind auch die Haut, die Lungen und die Nieren wichtige Ausscheidungsorgane, während das Bindegewebe eine Zwischen-(oder End-)lagerungsstätte für Schlacken und Toxine darstellt.
Interessant ist, daß in der klassischen chinesischen Medizin eine energetische Verbindung zwischen vier von ihnen postuliert wird: Dickdarm, Haut, Lunge und Bindegewebe gehören zum Element „Metall", sind Elementpartner, die sich gegenseitig beeinflussen. Dadurch kann in der (Elektro-) Akupunktur ebenso wie in der Bioresonanztherapie durch energetische Beeinflussung eines Organs Einfluß auf die anderen genommen werden – eine Tatsache, die uns wieder zeigt, daß der Mensch ein Ganzes darstellt.

Darmwandlymphatikum

Der Darm ist das bedeutendste Immunorgan des Menschen

Der Darm ist das bedeutendste Immunorgan des Menschen. 75 % der körpereigenen Abwehr hängen mit der Darmwand zusammen – das Darmwand-Immunsystem übertrifft somit die Gesamtheit der anderen Lymphorgane.
Fehlernährung, Antibiotika- und Kortisontherapien, Darmdysbakterie und Darmmykose führen jedoch durch eine Veränderung des Darmmilieus auch zu Fortpflanzungs- und Wachstumshemmungen der Darmbakterien. Allergische bzw. Unverträglichkeitsreaktionen entzünden die Darmwände. Diese Faktoren führen einzeln und gemeinsam zu einer Verringerung der Immunaktivität des Darmwandlymphatikums.

Gestörte Entgiftungsfunktion des Darms

Die Fähigkeit des Organismus zur Toxinausleitung über den Darm ist an die Funktionsfähigkeit dieses Darmwandlymphatikums gekoppelt. Ist es gestört, sind auch die Entgiftung und die Toxinausleitung gestört. Der Rückstau von Toxinen im Darm wiederum behindert das Darmwandlymphatikum bis zur völligen Blockade.
Solange das Darmwandlymphatikum in dieser Blockade verharrt, sind der Darm und damit auch Darmdysbakterie und Darmmykose therapieresistent. Selbst eine Darmsanierung ist dann erfolglos. Die Funktionsfähigkeit des Darmwand-

lymphatikums muß also notwendigerweise wiederhergestellt werden. Hier kann die Bioresonanztherapie Entscheidendes leisten. Schädigungen des Darmwandlymphatikums können mit entsprechenden Testampullen festgestellt werden, ihre Behandlung ist mit Nosoden möglich.

Darmdysbakterie und Darmmykose

Der Magen-Darm-Trakt des Fötus ist bis zur Geburt völlig keimfrei. Erst bei und nach der Geburt wird er durch Kontakt mit der Vaginalschleimhaut seiner Mutter und durch Umweltkontakte mikrobiell besiedelt.

Entscheidend für die Zusammensetzung der zukünftigen Darmflora ist auch, ob der Säugling mit Muttermilch oder mit Kuhmilch versorgt wird: Beide bilden unterschiedliche Darmfloren aus, die größtenteils lebenslang bestehen bleiben. Kuhmilch-ernährte Säuglinge scheinen auch aufgrund ihrer anormalen Darmflora anfälliger für Allergene zu sein.

Ursachen von Darmstörungen

Durch fehlerhafte Ernährung, medikamentöse Behandlung mit Antibiotika und andere Chemotherapeutika sowie durch Infektionen mit krankmachenden Mikroorganismen kann das empfindliche Gleichgewicht der Darmbakterien weiter ins Ungleichgewicht gebracht werden. Dadurch werden auch die Verdauung und die Aufnahme von Nahrungsstoffen in die Blutbahn gestört. In der Folge kann sich eine Darmmykose mit ihren weitreichenden Folgen entwickeln. Weitere Informationen zu diesen Themen erhalten Sie unter „Darmmykose“ und „Darmdysbakterien“ (s. Seiten 105 ff. und 113).

In der Bioresonanztherapie liegen entsprechende Testampullen vor, z. B. *Bacterium Proteus, Clostridium difficile, Candida albicans*, auch Aflatoxine als Gift des verschimmelnde Speisen durchsetzenden Pilzes Aspergillus flavus usw. Auch hier können die entsprechenden ausgetesteten Nosoden die spezifische Darmsanierung unterstützen.

Fäulnis und Gärung

Fäulnis und Gärung im Darm stellen die Quellen starker Vergiftungen dar. Sie belasten Blut, Leber und Abwehr. Durch Eiweißfäulnis wird das Entgiftungsorgan Leber mit Toxinen überschwemmt, Gärungsalkohol behindert den Abbau anderer Toxine, z. B. Umwelttoxine. Ohne ihre Beseitigung kann keine Therapie wirklich tiefgreifend wirken. Deswegen ist in vielen Fällen die Testung mit den entsprechenden Ampullen (z. B. *Bacterium Proteus* und *Alkohol*) notwendig, die Entlastung des Organismus erfolgt u. a. durch Reduzierung ihrer pathogenen Schwingungen.

Belastungen durch Schädigungen des Körpers

Narbenstörfelder

Narben stehen wie eine Mauer im Gewebe

Narben von Verletzungen und Operationen trennen durch das Narbenkeloid (= Narbenverwachsung) die durch dieses Gebiet laufenden Nerven, Blutbahnen, Lymphbahnen und Akupunkturmeridiane. Sie stehen wie eine Staumauer im Bindegewebe. Nervenimpulse, Blutflüsse, Lymphflüsse und energetische Flüsse laufen sozusagen „ins Leere", führen zu Staus und unkontrollierten Entladungen vor den Narben, die z. B. zu energetischen Störungen, aber auch zu Schmerzen führen können. Da alle Funktionskreise und alle Organe miteinander in Verbindung stehen, kann sich eine durch Narben verursachte Energiestörung auf den ganzen Körper ausbreiten, z. B. als Rheuma.

Entstörung von Narben

Mit den Testverfahren der Bioresonanztherapie kann festgestellt werden, ob Narben energetische Störfelder sind. Dann können sie mit der Bioresonanztherapie entstört werden.

Chronische Entzündungen als Störfelder

Chronische Kiefer- und Stirnhöhlenvereiterungen, chronische Mandelentzündungen, chronische Blinddarmentzündungen, chronische Gelenkentzündungen, chronische Unterleibsentzündungen und andere chronische Entzündungen fordern die körpereigene Abwehr ständig heraus. Sie muß fortlaufend „Haltearbeit“ leisten, um mit diesen chronischen Herden fertig zu werden – und erschöpft sich dabei immer mehr, bis sie erschöpft *ist*.

Der Schlußpunkt mehrerer jahrelanger chronischer Entzündungen ist oft eine Regulationsblockade bzw. Regulationsstarre. Ab hier ist die Krankheit nur noch mit großem Aufwand zu beeinflussen, wenn überhaupt noch.

Da ein Störfeld elektromagnetische Qualitäten hat, kann die Bioresonanztherapie prüfen, welche chronischen Entzündungen aktiv und ob sie therapeutisch beeinflußbar sind.

Mundwerkstoffe

Zahnwerkstoffe können den ganzen Körper irritieren

Amalgam, Palladium und andere Metalle – selbst Gold – können als Zahnwerkstoffe gesundheitliche Schäden hervorrufen. Deswegen ist das Austesten eingesetzter Zahnwerkstoffe auf ihre Verträglichkeit oft eine für die Therapie erfolgsentscheidende Notwendigkeit. Aber es sollte ebenso vor dem Einsetzen von neuen Zahnwerkstoffen überprüft werden, welche Materialien für den Patienten verträglich sind.

Bei Zahnwerkstoffen auf Metallbasis können folgende Mechanismen zu funktionellen oder organischen Schäden führen:

Arten der Schädigung

- *Abrieb des Materials durch Kaubewegungen*
  Molekulare Metallteile können mit Speichel und Nahrung in Magen und Darm aufgenommen werden. Mit den Nahrungsbestandteilen (z. B. Eiweißen) können sie durch die Darmwand über Lymphe und Blut in den Körper gelangen und von dort aus in das Bindegewebe und Organe. Hier können sie toxische und elektromagnetische Zelldysfunktionen verursachen. So können beispielsweise bei einer Ablagerung im Reizleitungssytem neurotoxische Störungen des Herzrhythmus und bei Ablagerung in der Hypophyse hormonregulatorische Störungen z. B. des Menstruationszyklus auftreten.
- *Metalldämpfe durch Mundwärme*
  Durch die Wärme im Mund können sich Metallionen lö-

sen, die ebenfalls mit Speichel und Nahrung in Magen und Darm gelangen. Sie können aber ebenso durch die Mundschleimhaut in den Kiefer wandern.

- *Elektrische Potentiale durch unterschiedliche Metalle*
  Zwischen unterschiedlichen Metallegierungen wie zwischen Amalgam- und Goldlegierungen sowie zwischen Metallegierungen und der Mundschleimhaut können elektrische Potentiale entstehen. Diese Stromflüsse bewirken einen elektrolytischen Transport von Metallmolekülen, z. B. Kupfer. Dieses wird von den Lymph- und Blutgefäßen der Mundschleimhaut aufgenommen und kann sich dort oder im Bindegewebe oder in Organen ablagern.
- *Allergien durch Amalgam*
  Amalgamfüllungen können eine elektrische Überempfindlichkeit bzw. Elektroallergien auslösen. Schädigungen des Abwehrsystems durch Amalgam können auch zu einer allgemeinen Allergisierung führen. Die Symptome schleichender Quecksilbervergiftungen sind mannigfaltig und zumeist unspezifisch. Sie reichen von der Abwehrschwäche über chronische Migräne bis zum Zungenbrennen, eine vollständige Symptomeliste würde den Rahmen des Buches sprengen.
- *Beeinflussungen der Hirnströme*
  können auch durch Metallgaumenplatten hervorgerufen werden.
- *Weitere Störfelder im Zahnbereich*
  können defekte Zähne, Zahnfleischentzündungen (Parodontitis) und Zahnfleischschwund (Parodontose) sowie Zahngranulome sein. Zahnfüllungen, erkrankte Zähne und entzündetes Zahnfleisch können Fernwirkungen auf den gesamten Organismus ausüben. Wenn man sie als rein lokale Probleme ansieht, übersieht man die Fernwirkungen. Besonders vom Kieferbereich ausgehende Fernwirkungen können durch die energetischen Verbindungen der Zähne zu jeweils zugeordneten Organen massive Verursacher chronischer Erkrankungen sein.

Zahnärzte, die in den speziellen zahnärztlichen Bioresonanz-

Testprogrammen ausgebildet wurden, können lebenswichtige Hilfe leisten. Sie können den Einfluß von akut und chronisch entzündlichen Störfeldern im Kiefer sowie von Amalgamfüllungen und elektrischen Mundströmen und anderen Zahnwerkstoffen auf die Gesundheit testen. Vor allem können sie vorbeugend wirken, indem sie die zu erwartenden Einflüsse von einzusetzenden Mundwerkstoffen, wie Gold, Porzellan, Keramik, Kunststoff, auf den Patienten austesten.

Vorbeugende Testung

Vielleicht werden Sie sich jetzt, nachdem sie so viel über Störfaktoren und ihre möglichen Folgen gelesen haben, fragen: Ja, wie bekommen die Bioresonanztherapeuten denn nun heraus, ob ich von einigen dieser Störfaktoren belastet bin? Hierzu stehen mehrere Testverfahren zur Verfügung, die entsprechend der Bioresonanztherapie auf der energetisch-informationellen Ebene wirken (müssen). Von ihnen werden bevorzugt eingesetzt:

Bioenergetische Testverfahren

- die Elektroakupunktur-Diagnose
- die Kinesiologietestung
- die Bioresonanztestung
- der Nogier-Reflex-Test

Der Vollständigkeit halber soll für Patienten, die schon mit anderen energetischen Verfahren getestet worden sind, erwähnt werden, daß selbstverständlich auch die Decoder-Dermographie, die Thermographie, die Energetische Terminalpunkt- Diagnose (ETD), das Segment-Elektrogramm und der VEGA-Test wertvolle Hinweise für die Bioresonanztherapie liefern können. Die Ergebnisse der eingangs aufgeführten Testverfahren sind jedoch in der Bioresonanztherapie unmittelbar anwendbar.

Wie funktionieren diese Testungen? Was passiert dabei?

Bei einer Testung prüft der Therapeut, welchen Einfluß eine Substanz auf seinen Patienten hat, d. h., er prüft eigentlich dessen Reaktion bzw. Reaktionsfähigkeit. Das Faszinierende dabei ist, daß der Körper auf jeden elektromagnetischen Impuls eine Anwort gibt. Und diese Antwort ist meßbar. Wie, das soll nun beschrieben werden:

Elektroakupunktur-Diagnose

Die *Elektroakupunktur-Diagnose* nach Dr. Voll (EAV) basiert auf der traditionellen chinesischen Akupunktur. Bei ihr werden jedoch keine Nadeln gestochen, sondern die elektrischen Hautpotentiale ausgewählter Akupunkturpunkte gemessen. In der Abwandlung der EAV, wie sie in der Bioresonanztherapie eingesetzt wird, sind das zumeist die Anfangs- und Endpunkte der Akupunkturmeridiane, die an den Finger- und Zehenspitzen liegen.

Meßpunkte der Bioresonanztherapie

Die Reaktion des Patienten auf eine Substanz drückt sich im Zeigerausschlag der auf der Vorderseite des Bioresonanzgeräts angebrachten kreisförmigen Meßskala aus. Die abgelesenen Werte geben dem Therapeuten Aufschluß über das Ausmaß der Störung des gemessenen Akupunkturpunkts.

Testung von Störungen

Ein zu hoher Wert (z. B. auf der Skala über 65) deutet auf einen hohen Energiegehalt des gemessenen Meridians hin, z. B. bei einem akut-entzündlichen Prozeß (das kann zum Beispiel eine gute Kompensationsfähigkeit bedeuten); ein zu niedriger Wert (z. B. auf der Skala unter 50) deutet auf einen niedrigen Energiegehalt des gemessenen Meridians hin, z. B. bei einem chronisch-degenerativen Prozeß.

Sind alle Werte zu hoch, kann beispielsweise ein allergisches Geschehen oder eine geopathische Belastung vorliegen, sind alle Werte zu niedrig, dann kann die körpereigene Selbstheilungskraft (die Regulationsfähigkeit) stark reduziert sein.

Wird im Test ein Reiz gesetzt und die Reaktion des Körpers darauf getestet, dann kann der Tester die Reaktionsfähigkeit des Patienten feststellen. Er kann feststellen, ob die aktuelle Regulationsfähigkeit des Patienten gut oder unzureichend ist. Bei einem Medikamententest wird der Testwert in die Norm gehen (in Richtung auf den Meßwert 50), wenn das Medikament für den Patienten förderlich ist.

Eine spezielle Testmethode ist die „Vernetzte Testtechnik“,

mit der statt der allgemeinen Reaktionsfähigkeit des Patienten bereits seine Reaktion auf einen therapeutischen Impuls getestet wird.

Diese Methode geht von den Forschungsergebnissen des erwähnten Prof. Smith aus, daß therapeutische Impulse, die genau mit dem Patienten in Resonanz gehen, bereits in Sekundenbruchteilen eine therapeutische Wirkung auslösen.

Kinesiologie

Mit der *Kinesiologie* können durch Testungen an sogenannten „Indikatormuskeln" (das sind bestimmte Muskeln des Körpers, die anzeigen können, wie der Patient auf bestimmte Substanzen, Energien oder sogar Gedanken reagiert) Allergene, Toxine, Pestizide, Medikamente usw. ausgetestet werden. Bei der Kinesiologie-Testung kann der Patient den Indikatormuskel (z. B. den rechten Arm) gegen den Druck des Therapeuten hochhalten, wenn die zu testende Substanz für den Patienten akzeptabel ist; er kann den Arm aber nicht hochhalten, wenn die Substanz schädlich ist.

Bioresonanztestung

Bei der *Bioresonanztestung* wird ein Tensor (das ist ein stabähnliches Instrument, dessen oberer, beweglicher Teil auf elektromagnetische Schwingungen reagiert) eingesetzt, um die energetischen Beziehungen zwischen zwei „Informationssystemen" zu prüfen. Diese zwei „Informationssysteme" können ein Patient und sein potentielles Allergen sein. (Erlauben Sie bitte, daß ich einen Menschen – den Patienten – als „Informationssystem" bezeichne, aber bei diesem Test geht es darum, welche Schwingungen = Informationen er abstrahlt.)

Zwei Informationssysteme können auch ein Nahrungsmittel und ein Nahrungsmittelzusatzstoff sein, wenn man überprüfen will, ob der Zusatzstoff in dem Nahrungsmittel enthalten ist.

Oder man kann bei Verdacht auf Darmpilzbefall eine Stuhlprobe einer Testampulle gegenüberstellen, die die Schwingungen eines verdächtigten Darmpilzes enthält.

Bei der Bioresonanztestung wird der Tensor auf und ab schwingen, wenn die Substanz für den Patienten schädlich ist, er wird waagrecht schwingen, wenn die Substanz verträglich ist.

Nogier-Reflex-Test

Der *Nogier-Reflex-Test* wurde von dem französischen Arzt Dr. Nogier entwickelt. Es ist ein Pulstest, der Körperreaktionen (Reflexe) auf zu testende Substanzen anzeigt. Der Patient bekommt die Substanz in die Hand, oder er erhält die Substanzschwingung über eine Elektrode zugeleitet. Dann wird der Puls auf seine Veränderungen durch die Substanz getestet.

Der Nogier-Reflex-Test testet die „stehende Welle" des Blutes. Sie wird am Puls getastet. Beim Testen verschiebt sich durch die Einwirkung einer Substanz auf den Patienten die Pulswelle an der Pulstaststelle für kurze Zeit in Richtung Hand oder Ellenbogen. Das macht sich in einem Stärkerwerden (Anschwellen) oder Schwächerwerden (Abschwellen) der Pulswelle bemerkbar. Aus der unterschiedlichen Pulsstärke bekommt der Therapeut Auskunft über die Wirkung der Testsubstanz auf den Patienten.

BICOM-Drehungstester

Ein besonderes Testinstrument ist der *BICOM-Drehungstester*. Mit ihm können geopathische Belastungen und Substanzen getestet werden, bei denen die optischen Drehungsrichtungen des polarisierten Lichts Auskunft darüber geben, ob sie für den Patienten förderlich oder schädlich sind. Diese Substanzen können z. B. Nahrungsmittel und Getränke sein.

Für die Testungen steht den Bioresonanztherapeuten umfangreiches Testmaterial zur Verfügung, das von ihnen nach den Erfordernissen ihrer Praxen ergänzt wird. Die Standardtestampullen für die Allergendiagnostik werden in Kapitel 3 aufgeführt (s. Seite 83).

Testampullen

In weiteren Testsätzen stehen zur Verfügung: Bakterien, Viren, Pilze, Impfungen, Erbtoxine, Pharmatoxine, Schwermetalle, Pestizide, Umwelttoxine sowie Testampullen für Organe, Meridiane und „Elemente" der chinesischen Akupunktur.

Die Therapie

Bioresonanztherapie - die energetische Körpertherapie

Bioresonanztherapeuten wissen, daß Körper, Seele und Geist eine Einheit bilden. Sie wissen, daß diese in wechselwirkender Abhängigkeit stehen und sich auch im Krankheitsgeschehen gegenseitig beeinflussen. Die Bioresonanztherapie ist eine Methode, die auf den Körper wirkt. Von hier aus beeinflußt sie durch Wechselwirkungen auch Seele und Geist.

Das höchste Ziel, das ein Therapeut erreichen kann, ist die Wiederherstellung der körpereigenen Selbstheilungskräfte = Selbstregulationsfähigkeit. Das ist auch das Ziel der Bioresonanztherapie:

!

> Das Ziel der Bioresonanztherapie ist die Wiederherstellung der körpereigenen Selbstregulationsfähigkeit.

Hierzu müssen im Körper pathologische und pathogene Schwingungen gelöscht bzw. vermindert und das gestörte Gleichgewicht der zellulären Schwingungen wiederhergestellt werden. Um dies zu erreichen, muß folgendes bewirkt werden:

- Verringerung der disharmonischen Schwingungen des Patienten,
- Stärkung der harmonischen Schwingungen des Patienten,
- Verringerung der Störfaktoren, die den Patienten belasten,
- Verringerung der Schwingungen der Störfaktoren,
- Stärkung der Selbstregulationsfähigkeit des Patienten.

Die Bioresonanztherapie, die hierzu eingesetzt wird, besteht aus einem oder mehreren Therapieschritten pro Behandlung.

Grundtherapien

Grundtherapien verbessern die Energiesituation

Der Patient erhält in einer Grundtherapie entsprechend seiner ausgetesteten energetischen Gesamtenergie zur Verbesserung seiner Allgemeinsituation und zur Stärkung seiner Abwehrkräfte seine eigenen harmonischen und/oder seine invertierten disharmonischen Schwingungen. Damit wird auch das Regulationsverhalten des Patienten verbessert. Unter

Umständen wird noch eine 2. Grundtherapie zur speziellen Stärkung besonders belasteter Organe angeschlossen.

Zu beachten ist dabei: Durch den 1. therapeutischen Impuls ändert sich das Schwingungsbild des Patienten etwas, weil pathologische und pathogene Schwingungen reduziert wurden. Indem das Bioresonanzgerät die hierdurch geänderten Schwingungen des Patienten wieder aufnimmt, stellt es sich in Sekundenbruchteilen auf die geänderte Situation ein, es stimmt sozusagen den nächsten Therapieimpuls auf die aktuelle Schwingungssituation ab. Diese Anpassung erfolgt in den Therapien wieder und wieder, bis die disharmonischen Schwingungen gelöscht oder bei Belastungen durch Störfaktoren entsprechend vermindert sind. Auch hierdurch ermöglicht die Bioresonanztherapie eine perfekte individuelle Therapie.

Therapieimpulse immer auf dem aktuellen Stand

Die Abbildung auf Seite 60 zeigt den kybernetischen Regelkreis, der sich dabei bildet. Die ins Gerät hineingehende starke disharmonische Schwingung 1A wird dem Patienten als starke invertierte disharmonische Schwingung 1B zurückgegeben. Durch Interferenzeffekte ist die nächste an das Gerät abgegebene disharmonische Schwingung 2A schon schwächer, und auch die vom Gerät zurückgegebene invertierte disharmonische Schwingung 2B ist entsprechend schwächer.

Manchmal genügt schon eine Grundtherapie ohne Folgetherapie, um die Selbstregulation soweit anzuregen, daß der Heilungsprozeß beginnt. Dies ist besonders bei Kindern der Fall, die nur leicht belastet sind.

Folgetherapien

Folgetherapien sind gezielte Behandlung der belastenden Störfaktoren

Die Grundtherapie ist ganzheitlich, die Folgetherapien sind eher spezifisch. Jetzt sollen die Hauptbelastungen möglichst exakt erfaßt und therapiert werden. Hierzu kann der gestörte Meridian behandelt werden oder ermittelte Funktions- und/oder Organstörungen. Es kann aber auch nach Indikationen (z. B. Harnwegsinfektion) behandelt werden. Dem Patienten werden die Schwingungen der ausgetesteten pa-

Patient und Gerät bilden einen Regelkreis

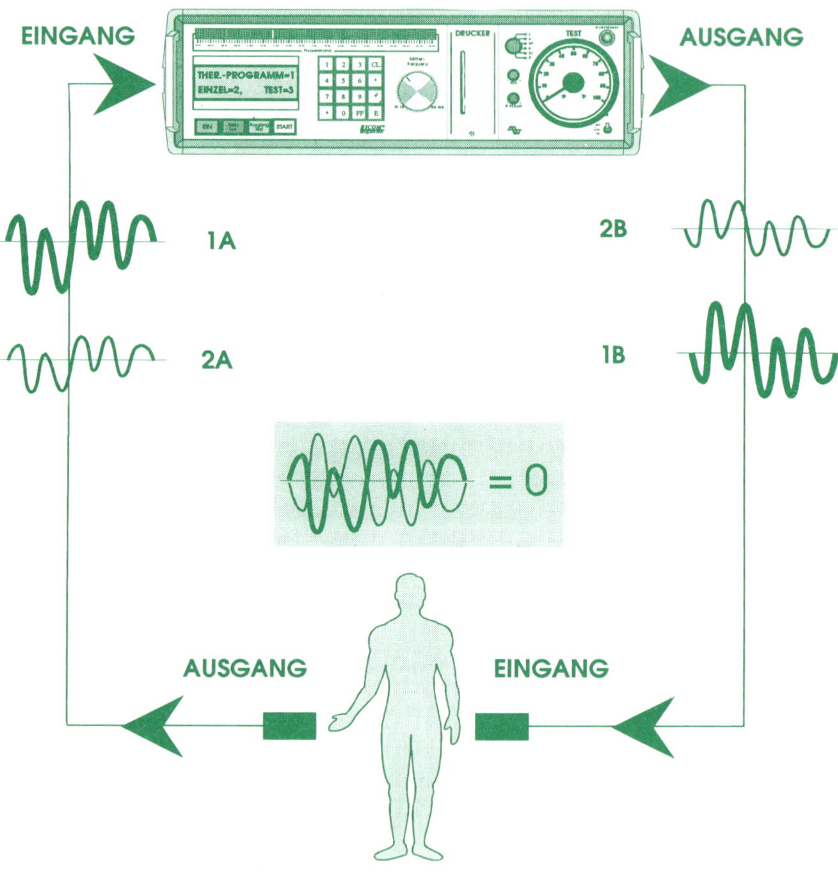

thologischen und harmonisierenden Substanzen gegeben. Bei einer Harnwegsinfektion werden ihm dann z. B. über Elektroden die invertierten Schwingungen seines eigenen Harns überschwungen und zusätzlich die Schwingungen von infektionshemmenden Medikamenten gegeben.

Körpereigene Substanzen als Therapeutika

Die Wirkung von Grund- und Folgetherapien kann durch die Verwendung von körpereigenen Sekreten und Exkreten gesteigert werden. Dies sind z. B. Speichel, Auswurf, Harn, Stuhl, Schweiß (Kopf-, Achsel-, Körper- und Fußschweiß), Ohrenschmalz, Nasensekret, Eiter, Rachenmandelabstriche, Hautabstriche, Magensaft, Sperma, Unterleibsausfluß, Tränenflüssigkeit, Erbrochenes, Inhalt von Wund- und Brandblasen sowie Herpes-zoster-Bläschen. Auch Blut kann therapeutisch eingesetzt werden.

Blut, Sekrete und Exkrete enthalten Toxine usw., die durch Invertierung der Gesamtschwingungen therapeutisch genutzt werden können. Körperflüssigkeiten enthalten sämtliche harmonische und disharmonische Informationen unseres Körpers. Sie sind für eine generell stabilisierende Therapie ideal. Da sie oft recht tiefgreifend wirken, sollten sie mit Umsicht eingesetzt werden, um die Reaktionsfähigkeit des Körpers nicht zu überfordern.

Nach Operationen kann zur schnelleren und besseren Heilung auch Operationsgut, wie gezogene Zähne, Knochensplitter, pathologisches Gewebe, Teile des Blinddarms usw. verwendet werden. Die Substanzen werden dann in einem Glas in einen Messingbecher gegeben, von dem aus die Substanzschwingungen über Kabel an das BICOM-Gerät geleitet werden. Im Gerät werden ihre disharmonischen Schwingungen invertiert und von hier aus als therapeutische Impulse über Kabel und Elektroden an den Patienten weitergegeben.

Medikamente individualisieren

Medikamente und Spritzampullen können durch Aufmodulieren der patienteneigenen Schwingungen individualisiert werden. Hierbei werden patienteneigene Schwingungen über dünne Drähte auf die Medikamente bzw. in die Salben geleitet. Dies ist möglich, weil sich die patienteneigenen Schwingungen auch über Drähte und durch Glas übertragen lassen.

Bei Kleinkindern, Kindern und Jugendlichen stellt sich der therapeutische Erfolg der Bioresonanztherapie meist recht schnell ein, Erwachsene dagegen sind meist wesentlich stärker belastet.

Besonders bei chronischen Erkrankungen liegt eine Vielzahl von Belastungen vor. Hier muß oftmals Schicht um Schicht abgetragen werden, bis die Regulationsfähigkeit wieder greifen kann. Auch besteht bei chronisch Kranken oft eine Erschöpfung der Nebennierenrinde, die erst korrigiert werden muß.

Jeder Patient hat ein persönliches Schwingungsspektrum. Folglich muß er auch individuell behandelt werden. Die meisten im BICOM-Gerät eingespeicherten Computerprogramme sind zwar schon individuell, weil bei der Therapie mit ihnen die körpereigenen Schwingungen verwendet werden. Manchmal ist es jedoch angezeigt, einzelne Therapieeinstellungen noch gezielter einzusetzen. Dann können sie mit den beschriebenen Testmethoden einzeln am Patienten ausgetestet werden:

Therapieeinstellungen individualisieren

- Es kann überprüft werden, ob der Patient in seiner gegebenen Situation mit harmonischen und/oder invertierten disharmonischen Schwingungen behandelt werden muß.
- Es kann überprüft werden, ob die Therapieschwingungen gegenüber den Originalschwingungen verstärkt oder abgeschwächt werden müssen.
- Es kann überprüft werden, wie lange die Therapiezeit pro Behandlungsprogramm dauern darf.

Der Therapeut kann jetzt das Therapieprogramm des BICOM-Geräts entsprechend den ausgetesteten Werten einstellen. Die einzelnen Parameter werden auf der Anzeigetafel des Geräts angezeigt. Wenn Sie eine Bioresonanzpatientin bzw. ein Bioresonanzpatient sind, haben Sie das sicherlich schon bei Ihrem Therapeuten beobachten können.

Ausschaltung oder Verminderung von Störfaktoren

Regulationsmechanismen entlasten

Voraussetzung für einen durchgreifenden Therapieerfolg ist die Beseitigung der Belastungen des Organismus. Dieser grundlegende Gedanke wird leider allzuoft vernachlässigt. Alle Störfaktoren können die Regulationssysteme des Organismus so stark belasten, daß ohne ihre Beseitigung und/ oder ohne die Beseitigung bzw. Verminderung ihrer Schwingungen eine tiefgreifende Therapie nicht möglich ist.

Begleittherapien

Viele Erkrankungen, besonders die akuten, können oft schon allein mit der Bioresonanztherapie erfolgreich behandelt werden. Bei anderen ist die Kombination mit anderen Therapiemethoden sinnvoll.

Unterschiedliche Behandlungskonzepte

Je nach Diagnose und Therapieziel können dies auf der informationellen, der energetischen oder der materiellen Ebene arbeitende Methoden sein. Sie hier alle aufzuführen, wäre zu umfangreich, außerdem bevorzugt jeder Therapeut entsprechend seinem therapeutischen Gesamttherapiekonzept unterschiedliche Begleittherapien. Um Ihnen aber zu zeigen, was mit Begleittherapien gemeint ist, seien hier stellvertretend Phytotherapie, Colon-Hydro-Therapie, Zahnheilkunde und Neuraltherapie genannt. Wenn Sie wissen, welche Begleittherapien Ihr Therapeut einsetzt, können Sie Detailliertes in den vielen Büchern über Naturheilkunde nachlesen.

Nachfolgetherapien

Nach abgeschlossener Bioresonanztherapie ist es manchmal sinnvoll, noch eine Konstitutionstherapie durchzuführen. Dies geschieht üblicherweise mit homöopathischen Hochpotenzen nach den Regeln der klassischen Homöopathie.

Körperliche Reaktionen auf die Bioresonanztherapie

Die Bioresonanztherapie ist schmerz- und nebenwirkungsfrei

Reaktionsmöglichkeiten auf die Bioresonanztherapie

Die Bioresonanztherapie ist schmerzfrei. Bisher wurden keine schädlichen Nebenwirkungen beobachtet. Dennoch können gelegentlich während oder nach der Therapie Reaktionen entstehen, die der Patient vorher kennen sollte, um sie richtig einordnen zu können. Es können sich folgende Reaktionsvarianten entwickeln: Erstreaktionen, überschießende Reaktionen, Heilreaktionen, Aktivierungen chronischer Erkrankungen, Aktualisierungen früherer, nicht ausgeheilter Erkrankungen.

Damit Sie einen schnellen Überblick über die dabei bestehenden Unterschiede bekommen, gebe ich Ihnen nachfolgend eine kleine Aufstellung der möglicherweise auftretenden

- *Erstreaktionen:* Die Therapie älterer Personen ist schwieriger geworden, weil sich heutzutage im Laufe des Lebens viele Gifte im Körper ansammeln, z. B. im Bindegewebe. Das kann man parallel zum Anwachsen der Umweltverschmutzung in zunehmendem Maße auch bei jüngeren Patienten beobachten. Deshalb sind Entgiftung und Ausscheidung von Giften wichtige Therapiefaktoren geworden. Wird die Entgiftung vom Therapeuten oder/und Patienten nicht ernstgenommen und wird zu wenig mineralarmes Wasser getrunken (während der Therapie mindestens 1 1/2 Liter täglich), kann es zu stärkeren Erstreaktionen in Form von Unwohlsein, Hautausschlag usw. kommen. Je stärker der Patient und seine Ausscheidungsorgane belastet sind, desto stärker und unangenehmer können diese Erstreaktionen sein. Deswegen gilt: Die Ausscheidungsorgane aktivieren! Entgiften, ausleiten! Viel mineralarmes Wasser trinken! Zum Beispiel Volvic oder (aktiviertes) Umkehrosmose-Wasser.
- *Überschießende Reaktionen* können auftreten, wenn der Patient sehr stark belastet ist, z. B. bei einer geopathischen

Belastung. Dann kann es passieren, daß eine Therapie sehr intensiv wirkt.

- *Heilreaktionen* betreffen zumeist den gesamten Organismus. Sie äußern sich in allgemeinen Symptomen wie Entspannungsgefühl, Müdigkeit, Schläfrigkeit, Wärmegefühl, aber auch Kältegefühl, feuchter Haut, Schwitzen, Fieber, Hautrötungen, leichten Schmerzen, innerer Unruhe, evtl. Pulsbeschleunigung oder leichten Herzbeschwerden. Diese Symptome entstehen durch die Reaktion des Körpers auf die Therapie. Sie sind eine Folge der körperlichen Verarbeitung der Heilreize. Normalerweise sind sie nach kurzer Zeit abgeklungen.
- *Aktivierungen chronischer Erkrankungen:* Ausheilungen chronischer Erkrankungen erfolgen zumeist über ihre Aktivierung. Die geschwächte Abwehr muß zur Ausheilung chronischer Erkrankungen so gestärkt werden, daß sie sich wieder aktiv mit der Bekämpfung der Erkrankung beschäftigen kann. Dabei wird die chronische Erkrankung „aktiviert".
- *Aktualisierungen früherer, nicht ausgeheilter Erkrankungen:* Wenn eine Erkrankung erfolgreich mit der Bioresonanztherapie behandelt wurde, folgt manchmal eine „neue" Erkrankung nach. Das ist für den Patienten ärgerlich, weil er denkt, die vorhergehende Therapie sei erfolglos gewesen, und für den Therapeuten ist es oft rätselhaft. Tatsächlich ist durch das Ausheilen einer Erkrankung eine verbesserte Abwehrlage entstanden, und die Abwehr kann sich jetzt einer früher nicht ausgeheilten Erkrankung zuwenden. Dadurch entstehen neue Heilreaktionen.

Reaktionen berichten!

Der Patient sollte also seinem Therapeuten alle Reaktionen berichten, damit dieser sich bei Folgetherapien darauf einstellen kann.

Grenzen der Bioresonanztherapie

Breites Indikationsspektrum der Bioresonanztherapie

Fast jede Erkrankung ist mit disharmonischen Schwingungen verbunden. Deshalb kann die Bioresonanztherapie bei fast jeder Krankheit gewinnbringend eingesetzt werden, und es gibt praktisch keine Gegenanzeigen (Gegenindikationen). In den meisten Fällen besteht eine Chance, eine Besserung herbeizuführen, auch bei schwersten Erkrankungen. Ist die Bioresonanztherapie also eine Universaltherapie?
Sie ist gewiß eine Therapie mit einem ungewöhnlich breiten Anwendungsspektrum. Aber sie hat, wie alle anderen Therapien auch, ihre Grenzen, auch wenn diese weiter gesteckt sind:

- *Pathologische Endzustände,* z. B. die Zerstörung eines Gewebes, sind auch mit der Bioresonanztherapie nicht mehr regenerierbar.
- *Mangelzustände*an Mineralien, Vitaminen, Enzymen usw. können den Erfolg der Bioresonanztherapie verhindern, weil bei Mangelerscheinungen der „Resonanzboden Mensch" nicht genügend „mitschwingen" kann.
- Ein Patient, der „nicht gesund werden will", ist nicht therapierbar.
- *Geisteskrankheiten* können mit der Bioresonanztherapie nicht behandelt werden.

Wissenschaftliche Beweise

Den Patienten interessiert verständlicherweise im allgemeinen am meisten, ob er mit einer bestimmten Behandlungsmethode gesund werden kann oder nicht.
In der naturwissenschaftlichen Medizin ist es aber üblich, selbst eine erfolgreiche Methode in Frage zu stellen, solange die offizielle wissenschaftliche Anerkennung fehlt. Ein gutes Beispiel haben wir in der klassischen Homöopathie, die seit 200 Jahren segensreich wirkt, der die wissenschaftliche

Anerkennung aber immer noch versagt bleibt, weil die für die offizielle Anerkennung Zuständigen sie nicht verstehen (wollen).

Ich spreche dieses Thema an, damit Sie wissen, was Sie davon halten dürfen, wenn Ihnen ein „Experte" sagt, daß die Bioresonanztherapie wohl nicht viel tauge, weil sie „wissenschaftlich nicht anerkannt" sei.

Gibt es aber dennoch wissenschaftliche Beweise für die Wirksamkeit der Bioresonanztherapie?

Wirkmechanismen wissenschaftlich geklärt

Eine 1. Antwort liegt darin, daß die Biophysik eine relativ neue wissenschaftliche Disziplin ist, die von der Schulmedizin noch nicht zur Kenntnis genommen wurde. Die Wirkungsweisen der Bioresonanztherapie lassen sich im Rahmen der Erkenntnisse der Biophysik stichhaltig erklären. Viele hochkarätige Naturwissenschaftler, wie Prof. Adey, Dr. Popp und Prof. Smith, erzielten experimentelle Forschungsergebnisse, die die Wirkungsmechanismen der Bioresonanztherapie verständlich machen.

Beweiskräftige Laborexperimente

Eine 2. Antwort ist der direkte wissenschaftliche Nachweis der Wirksamkeit der Bioresonanztherapie. In-vitro-Versuche (d. h. Versuche außerhalb des Organismus, im Reagenzglas), die am Onkologischen Institut der Akademie der Wissenschaften in Kiew/Ukraine durchgeführt wurden, erbrachten eindeutige Beweise zur Wirksamkeit der Bioresonanztherapie. Fachleute können wissenschaftliche Studien beim *Regumed Institut für regulative Medizin in D-82159 Gräfelfing* anfordern.

Überzeugende Therapieerfolge in der täglichen Praxis

Eine 3. Antwort gibt die Praxis. Eine Studie von Dr. med. Peter Schumacher über die Therapie von 200 Allergiekindern bewies einen über 80%igen Therapieerfolg der Bioresonanztherapie, bei diesen Erkrankungen wahrlich ein beachtlicher Erfolg.

Mit der Bioresonanztherapie behandelbare Erkrankungen

Allergische Erkrankungen

Allergien – die neue Zivilisationskrankheit

Der Begriff „Allergie“ ist heutzutage in aller Munde. Immer mehr Menschen reagieren allergisch auf Nahrungsmittel, Blütenpollen, Gänsedaunen, Katzenhaare, Pilzsporen, Salben, Insektenstiche, Modeschmuck, Kosmetika, Reinigungsmittel, Kleidungsstücke.

Allergische Erkrankungen haben in den letzten Jahren besorgniserregend zugenommen. Sie drohen geradezu zu einer Zivilisationsseuche auszuarten. Statistiken sprechen davon, daß in Deutschland bereits über 33 % der Bevölkerung an allergischen Reaktionen leiden. Erkrankungen wie

Das Spektrum der allergischen Erkrankungen

- Nesselsucht, chronische Ekzeme, Neurodermitis,
- allergischer Schnupfen, allergisches Asthma bronchiale,
- Blutdruckschwankungen, Pulsfrequenzanomalien,
- Verdauungsbeschwerden, wie Blähungen, Durchfall, Verstopfung,
- allergische Magen- und Darmentzündungen, wie Enteritis regionalis (Morbus Crohn) und Colitis ulcerosa,
- allergischer Muskel- und Gelenkrheumatismus und
- vielerlei psychische Symptome

plagen immer mehr Menschen. Und bei immer mehr Erkrankungen wird eine allergische Beteiligung diskutiert.

Die traditionllen Therapien sind immer weniger wirksam

Leider sinken gleichzeitig mit der zunehmenden Belastung durch die Umwelt die Heilungschancen allergischer Erkrankungen. Die traditionellen Allergiebehandlungsmethoden können zwar die Symptome lindern, sie bewirken aber keine Heilung.

Die biochemisch orientierte Therapie der konventionellen Medizin kann mit Chemotherapeutika (Antihistaminika, Kortison) und Hyposensibilisierungen (Behandlungsziel: verringerte Allergenempfindlichkeit durch Erhöhung der Toleranzschwelle) zwar Symptome allergischer Erkrankungen zum Verschwinden bringen, aber sie kann Allergien nicht wirklich heilen, weil Chemotherapeutika und Hyposensibilisierungen die zugrundeliegenden Regulationsstörungen nicht beseitigen. Das Risiko weiterer allergischer Reaktionen bleibt bestehen.

Die Therapeuten der sogenannten Klinischen Ökologie können mit Allergenkarenz (Meidung der Allergene) und Rotationsdiät (jedes Nahrungsmittel darf nur einmal innerhalb von 4 oder 5 Tagen gegessen werden) das Auftreten allergischer Symptome zwar verhindern, die Sensibilisierung für die spezifischen Allergene aber nicht aufheben. Bei einem neuen Allergenkontakt treten die allergischen Symptome zumeist wieder auf, solange die Regulationsstörung nicht behoben ist.

Was ist zu tun?

Aufgrund der geänderten Umweltbedingungen und den damit verbundenen stärkeren Belastungen der körpereigenen Regulationssysteme sowie aufgrund neuer Erkenntnisse über Allergie-verursachende und Allergie-auslösende Faktoren müssen die traditionellen Allergietherapiekonzepte überprüft werden. Neue Diagnose- und Therapiekonzepte müssen in der Medizin Eingang finden.

Allergien und Pseudoallergien

Aber nicht alles, was nach einer Allergie aussieht, ist eine Allergie. Bei Diagnose und Therapie muß man unterscheiden zwischen

- einer *Überempfindlichkeit,* d. h. einer das normale Maß übersteigenden Reizbeantwortung, z. B. in Form der Bildung von Lippen-Herpes-Bläschen beim Trinken aus

Gläsern, die zuvor von fremden Personen benutzt wurden;

- einer *Unverträglichkeit,* d. h. einer Widerstandslosigkeit gegen schädliche Stoffe, z. B. gegen Arzneimittel, Nahrungsmittel, Nahrungsmittelzusatzstoffe, aber auch bei Enzymmangel durch nichtverdaubare Nahrungsmittel;
- einer *Vergiftung* durch schädliche Stoffe, z. B. Nahrungsmittel, die mit Clostridium botulinum verseucht sind;
- einer nichtimmunologischen *Pseudoallergie,* d. h. einer krankmachenden Überempfindlichkeit, die ähnliche Symptome hervorbringt wie eine allergische Reaktion, z. B. auf Nahrungsmittelzusatzstoffe;
- einer echten immunologischen Allergie, d. h. einer krankmachenden Überempfindlichkeit mit einer Allergen- Antikörper-Reaktion, z. B. auf Kuhmilch oder Gräserpollen.

Was aber ist eine Allergie?

Sicherlich haben Sie schon viel über Allergien gelesen, und vielleicht hat Ihr Therapeut Sie schon über die gängigen Auffassungen informiert. Deshalb will ich hier nicht Bekanntes wiederholen, sondern nur die wichtigsten Grundlagen erwähnen, und dann geradewegs auf das Neue zugehen, um das es ja in diesem Buch gehen soll: die moderne biophysikalische Sicht der Bioresonanz-Allergie-Diagnose und -Therapie.

Definition der konventionellen Medizin

Veränderte Reaktionsweise

Der österreichische Kinderarzt Dr. Klemens von Pirquet definierte 1906 die Allergie als eine „veränderte Reaktionsweise auf eine Substanz, gegen die vorher eine Sensibilisierung stattgefunden hat“.

Körpereigene Fehlregulation

Der Körper registriert diese Substanz aufgrund einer Fehlregulation des Abwehrsystems sozusagen als „feindlich“ und reagiert bei einem Folgekontakt mit einer überschießenden Abwehr. Die Folge ist eine immunologisch bedingte biochemische Allergen-Antikörper-Reaktion.

Die veränderte Reaktionsweise des Organismus kann sich in

übersteigerten, aber auch in verminderten Reaktionen ausdrücken. Heute versteht man unter einer allergischen Reaktion im allgemeinen eine Überempfindlichkeitsreaktion mit einer überschießenden Reaktionsbereitschaft.

Allergische Überreaktion

Wie Sie später lesen werden, mündet eine lange andauernde überschießende Reaktion langfristig in eine Erschöpfung der Abwehrsysteme und somit in eine Unterreaktion. Es wäre also berechtigt, unter allergischen Reaktionen auch Unterreaktionen zu verstehen, wie das früher üblich war. Ich werde aber im folgenden bei allergischen Reaktionen immer Überreaktionen meinen, außer wenn ich ausdrücklich auf Unterreaktionen hinweise.

Allergische Unterreaktion

Definition der biophysikalischen Medizin

In den letzten Jahren hat sich gezeigt, daß die konventionelle Medizin in Diagnose und Therapie auch bei Allergien an ihre Grenzen gestoßen ist. Allergien zählen heute in der konventionellen Medizin ebenso wie die meisten chronischen Erkrankungen zu den nicht zufriedenstellend heilbaren Erkrankungen.

Allergien können in der Schulmedizin nicht zufriedenstellend behandelt werden

Der Grund hierfür liegt besonders darin, daß die wirklichen Ursachen allergischer Reaktionen kaum erforscht und den therapeutischen Ansätzen zu enge Grenzen gesetzt werden. Ähnlich wie bei den chronischen Erkrankungen kann die konventionelle Medizin bei den allergischen Erkrankungen ihre selbstgesteckten „naturwissenschaftlichen“ Grenzen nicht überwinden.

Welches sind die neuen Grundlagen?

Ich will kurz zusammenzufassen:

- Allergische Reaktionen charakterisieren sich nicht nur durch Allergen-Antikörper-Reaktionen, sondern sie werden oft durch eine Vielzahl belastender Störfaktoren vorbereitet und schließlich durch ein oder mehrere spezifische Allergene ausgelöst.

- Allergische Reaktionen laufen zwar materiell auf der biochemischen Ebene ab, werden aber wie alle biologischen Prozesse durch Informationen auf der biophysikalischen Ebene ausgelöst und gesteuert, in diesem Fall durch die Allergen-Informationen.

Antikörper

Nach den Erkenntnissen der klassischen Allergologie bilden bei einem Erstkontakt zur Antikörperbildung befähigte Zellen (bestimmte Lymphozyten) *Antikörper* (die Immunglobuline). Diese lagern sich an Mastzellen an. Bei erneutem Allergenkontakt kommt es durch Kopplung des Allergens mit den an den Mastzellen angelagerten Immunglobulinen zur *Degranulation* (Verflüssigung von Sekret enthaltenden Körnchen im Zellplasma) der Mastzellen sowie zur *Mediatorenausschüttung* (z. B. Histamin). Die große Menge der Mediatoren löst dann die eigentlichen allergischen Reaktionen in Haut und Schleimhäuten aus in Form von Quaddeln, Entzündungen, allergischem Schnupfen usw.

Degranulation

Mediatoren-ausschüttung

Allergeninformation

Nach den Erkenntnissen der biophysikalischen Allergologie erfolgt die *Auslösung* der allergischen Reaktionen jedoch durch die *Information* des Allergens. Diese entscheidende Erkenntnis, die einen großen Fortschritt in der Allergiediagnose und Allergietherapie bewirkte, wurde vom österreichischen Kinderarzt Dr. Peter Schumacher gefunden. Er nennt die Abspeicherung der Allergie-auslösenden Allergeninformation im Organismus ein „Engramm“, ein Begriff, der inzwischen von vielen Bioresonanztherapeuten übernommen wurde.

Was ist ein Engramm?

Eine Art Gedächtnisspur

Ein Engramm ist eine biophysikalische Prägung von Zellen, eine Art Gedächtnisspur, die durch die Allergeninformation in Zellen "eingeschrieben" wird.
Es kann durch erneute Kontakte mit dem dazugehörenden Allergen jederzeit aktiviert werden und setzt dann die in der materiellen Ebene ablaufenden biochemischen allergischen Reaktionen in Gang.

!

> Das biophysikalisch geprägte „Engramm" (die Allergeninformation) ist der Dreh- und Angelpunkt der Bioresonanz-Allergie-Therapie. Nur wenn man das Engramm beeinflussen kann, kann man die Allergie wirklich heilen.

Ein Allergenkontakt während der Karenz kann folgenschwer sein

Das Problem ist, daß ein einmal geprägtes Allergenengramm erhalten bleibt, solange es (bzw. seine Information) nicht gelöscht wird. Dies zeigt sich deutlich an der Problematik der Allergenkarenz: Selbst wenn ein Patient monatelang Karenz gehalten hat, kann ein neuer Allergenkontakt (z. B. mit Haselnüssen) wieder allergische Reaktionen auslösen, weil die allergische Disposition auf dieses Allergen trotz Karenz bestehen blieb.

Der Streßforscher Dr. Hans Selye hat herausgefunden, daß ein Disstreß (= ein schädlicher Streß), wie es ein Allergen für den Organismus darstellt, zunächst eine heftige Reaktion auslösen kann, daß sich der Organismus aber bei Dauerbelastung an diesen Disstreß so lange anpassen kann, bis er erschöpft ist. Er teilte den Ablauf in 3 Phasen ein, die man auch bei allergischen Prozessen zugrunde legen kann:

1. Phase: Die Alarmphase

Sofortreaktion

Der Organismus reagiert auf einen Allergenkontakt sofort oder innerhalb weniger Stunden. So kann z. B. ein allergisierendes Nahrungsmittel in dieser Phase akute Schwellungen der Schleimhäute auslösen.

2. Phase: Die Anpassungsphase

Anpassung an das Allergen

Der Organismus hat sich bei Allergendauerkontakt dem Allergen angepaßt und reagiert nicht mehr offensichtlich. Wird ein allergisierendes Nahrungsmittel einmal oder häufiger innerhalb von 3 Tagen verzehrt, paßt sich der Organismus mit einer „chronischen" Abwehr dem Allergen an, und es treten keine allergiespezifischen Symptome mehr auf. Der Patient

meint nun, er sei auf das Nahrungsmittel nicht mehr allergisch.
Diese symptomfreie Anpassungsphase ist die Phase der gefährlichen sogenannten „Maskierung“ der Allergie.

3. Phase: Die Erschöpfungsphase

Erschöpfung der Abwehrkraft durch das Allergen

Bei fortgesetztem Konsum erschöpft sich die Abwehr- und Anpassungsfähigkeit des Organismus. Aufgrund der erschöpften Abwehrkraft können andere Störfaktoren fast ungebremst wirken und rufen Erkrankungen hervor, von denen niemand weiß, woher sie kommen, und die dann gern als „Erkrankungen unbekannter Ursache“ bezeichnet werden.

Beispiel

Lassen Sie mich das Ganze am Beispiel einer Allergie auf Kuhmilcheiweiß demonstrieren:

> Mit der Umstellung von der Muttermilch auf Kuhmilch bekam der Säugling akute allergisch bedingte Symptome, wie Erbrechen und Hautausschlag. Da die Mutter nicht erkannte, daß die Kuhmilch für die Symptome verantwortlich war, ernährte sie den Säugling weiter mit Kuhmilch bzw. Kuhmilcheiweiß enthaltenden Babynahrungsprodukten. Der kleine Körper paßte sich mit seiner Abwehr dem Dauerstreß an, die Symptome verschwanden, die Mutter war glücklich. (Falls sie erkannt hatte, daß die Symptome von der Kuhmilch verursacht wurden, so glaubte sie nun, daß ihr Kind die Kuhmilch nun vertrage. Weit gefehlt.)
>
> Vielleicht wird das Kind als Erwachsener nach Jahren fortgesetzten Konsums des Kuhmilcheiweißes Symptome herausbilden, die auch durch die Erschöpfung der Abwehrmechanismen aufgrund des fortgesetzten Allergenkonsums bedingt sind, z. B. rheumatische Beschwerden, Migräne, Depressionen.

Ähnliches kann bei jedem anderen häufig konsumierten Nahrungsmittel passieren, seien es nun Grundnahrungmittel, etwa Weizenbrot, oder „Genußmittel“, wie der „lebensnotwendige“ morgendliche Kaffee, oder die häufig und gerne konsu-

mierten Lieblingsspeisen, wie Schokolade, oder auch ein anderes Allergen, mit dem der Körper in ständigem Kontakt ist, wie Zahnamalgam.
Die chronischen Allergien sind meistens „maskiert". Dadurch ist der direkte Zusammenhang zwischen Symptomen und Allergen nicht offensichtlich.

Die maskierte Nahrungsmittelallergie kann bei allen Nahrungsmitteln auftreten

Die maskierte Nahrungsmittelallergie kann bei allen Nahrungsmitteln des täglichen Bedarfs, bei den Lieblingsspeisen und bei häufig eingenommenen sogenannten Genußmitteln auftreten. Die maskierte Allergie ist also genau das Gegenteil von dem, was man sich gemeinhin unter einer Allergie vorstellt: Sie zeigt keine oder keine direkt zuordnenbare Reaktionen.
Beispiele für maskierte Allergien sind die allergisch bedingte Neurodermitis, das allergisch bedingte Asthma bronchiale, die allergisch bedingten Darmentzündungen, der allergisch bedingte Rheumatismus.

„Maskierte" allergische Erkrankungen werden nicht als allergische Erkrankungen erkannt, wenn der Zusammenhang mit den Allergenen nicht verstanden wird. Die Demaskierung der maskierten Allergien ist also notwendig!!

Fast jedes Symptom kann allergischen Ursprungs sein

Allergische Reaktionen können fast alle Krankheitssymptome hervorrufen

Allergische Reaktionen können fast alle Krankheitssymptome hervorrufen und fast alle Organsysteme betreffen. Sie alle aufzuführen, würden den Rahmen dieses Buches sprengen. Fast jedes Symptom, dessentwegen der Patient in die Praxis kommt, kann auch durch allergische Reaktionen hervorgerufen sein. Deshalb sollte der Therapeut bei der Behandlung einer Krankheit seines Patienten auch immer an ein allergisches Geschehen denken.
Weiter oben habe ich beschrieben, daß man Allergien in ech-

te Allergien und Pseudoallergien unterscheiden kann. Diese Unterscheidung ist für Diagnose und Therapie wichtig.

Reaktionen auf geringste Mengen

Bei den *echten Allergien* reagiert der Patient schon auf die geringste Menge seines Allergens. Unter Umständen kann dies schon die Allergeninformation sein, z. B. der Dampf gekochter Milch.

Reaktionen auf größere Mengen einer Substanz

Im Gegensatz zur echten Allergie reagiert der Patient bei *Pseudoallergien* erst auf eine größere Menge einer Substanz. Sie muß die individuelle Toleranzschwelle überschreiten. Dadurch ist eine Pseudoallergie eine Art „Vergiftung" mit dem Allergen.

Um Ihnen diese Ausgangslage der Bioresonanz-Allergie-Therapie übersichtlich zu machen, folgend eine kleine Aufstellung:

Echte Allergien

1. echte Allergien werden schon durch kleinste Mengen eines Allergens ausgelöst, u. U. schon durch die reine Allergeninformation,

Akute Allergien

- *akute Allergien* durch Substanzen, denen der Patient nur gelegentlich oder zeitweise ausgesetzt ist, z. B. Gräserpollen, Tierhaare, Duftstoffe, Erdbeeren, Pfirsiche, Haselnüsse, Medikamente;

Chronische Allergien

- *chronische Allergien* durch Substanzen, denen der Patient täglich oder häufig ausgesetzt ist, oder mit denen der Körper ständig in Kontakt ist, z. B. Nahrungsmittel wie Kuhmilch oder Weizen, Gänsedaunen, Schimmelpilze, Darmpilze, Quecksilber bei Amalgam-Zahnfüllungen.

Pseudoallergien

2. Pseudoallergien werden durch Überschreiten der individuellen Toleranzschwelle ausgelöst; sie können aber auch durch eine chronisch-schleichende Vergiftung entstehen.

Bei Nahrungsmittelzusatzstoffen ist die Abgrenzung mannchmal schwierig

Besonders bei Nahrungsmittelzusatzstoffen ist die Abgrenzung manchmal schwierig. Diese können sowohl echte allergische Reaktionen hervorrufen als auch durch einen Summationseffekt toxische Erscheinungen bilden, also eine Pseudoallergie.

Wie erwähnt, sind echte chronische Allergien zumeist auch maskierte Allergien, deren allergener Charakter häufig verkannt wird. Neurodermitis, allergisches Asthma bronchiale und allergisch bedingte chronische Darmentzündungen sind typische Vertreter dieser Kategorie. Sie sollen im folgenden besprochen werden:

Neurodermitis

Die Veranlagung legt den Grundstein zu allergischen Reaktionen

Grundlage für die Entwicklung einer Neurodermitis ist eine ererbte Veranlagung zu allergischen Reaktionen. Auf dieser Basis wird gegen ein dem Körper häufig – in der Regel täglich – zugeführtes Allergen eine Sensibilisierung aufgebaut. Dr. Peter Schumacher konnte nachweisen, daß die Neurodermitis fast immer eine maskierte allergische Reaktion auf zentrale Allergene wie Kuhmilch oder/und Weizen ist. Zudem ist sie häufig mit einem Pilz- oder/und Bakterienbefall der Haut und des Darms (Darmmykose) vergesellschaftet. Die seit dem Säuglingsalter täglich aufgenommenen Hauptnahrungsmittel Kuhmilch und Weizen gelten als die schwerwiegendsten Verursacher neurodermitischer Symptome. Sie werden aufgrund ihrer zentralen Position im gesamtallergischen Geschehen auch *zentrale Allergene* genannt, und sie legen wahrscheinlich die Grundlage zu vielen anderen Allergien. Ihre Therapie ist also besonders wichtig.

Zentrale Allergene

Kuhmilcheiweiß-Neurodermitis

Kuhmilch ist in unserem Kulturkreis in der Regel das erste Fremdeiweiß, das ein Säugling zu sich nimmt, entweder direkt oder in Form von Babynahrung, die unter Zusatz von Kuhmilch hergestellt wird.

Das typische Erscheinungsbild der Kuhmilchneurodermitis gibt Therapeut und Patient schon einige Diagnosehinweise: Die Kuhmilchallergie beginnt in der Regel bereits direkt nach dem Abstillen oder durch Zufütterung von Kuhmilch während des Stillens, also in den ersten Lebensmonaten. (Eine Sensibilisierung bei vollgestillten Säuglingen über die Muttermilch ist möglich.) Zumeist treten zunächst an Kopf und Gesicht teilweise nässende und zu Borkenbildung neigende ekzematöse Hautveränderungen auf. Später breiten sich die Veränderungen über den Körper aus, vorwiegend

Symptome einer Kuhmilchneurodermitis

auf Bauch und Rücken, bei den Extremitäten vorwiegend an den Beugeseiten besonders der großen Gelenke. Die flächigen, oft nässenden Ekzeme sind durch das Kratzen häufig pilzinfiziert.

Weizenneurodermitis

Weizen ist in der Regel das 2. Fremdeiweiß, mit dem der Säugling in Kontakt kommt (Mehl, Grieß, Flocken, als Bestandteil von Babynahrung, später Brot, Gebäck, Teigwaren).
Besonders die Anhänger der Vollwertkost sollten beachten, daß die ständige Aufnahme von Weizen zu allergischen Reaktionen führen kann.

Symptome des Weizenneurodermitikers

Die Weizenneurodermitis beginnt im Gegensatz zur Kuhmilchneurodermitis erst etwa im 2. Lebensjahr, eventuell auch später. Im Gesicht sind fast ausschließlich die Augenpartie und die Mundpartie betroffen, ebenso der Hals, an den Extremitäten überwiegend die Streckseiten sowie die Unterarme und Handrücken. Die Ekzeme sind überwiegend trocken und oft durch das Kratzen pilzinfiziert.
Weizenallergien sind die weitaus häufigsten Getreideallergien. Allergien auf Roggen usw. treten seltener auf. In der Neurodermitisdiagnose sind sie aber zu berücksichtigen.

Candida-Neurodermitis

Der Hefepilz Candida kann sich auf der neurodermitischen Haut ansiedeln und das bestehende Erscheinungsbild der Neurodermitis als Begleitmykose verschlimmern. (Eine Begleitmykose ist ein Pilzbefall, der zu der Neurodermitis hinzukommt.)

Den Candida-Hautbefall nicht übersehen!

Falls die Therapie der eigentlichen Neurodermitisursache an sich erfolgreich ist, aber der Candidabefall nicht behandelt wurde, wird sich das Erscheinungsbild nicht vollständig bessern können. Es sieht dann so aus, als sei die Allergietherapie erfolglos gewesen. In Wirklichkeit ist aber eine Restmykose geblieben, die noch als Neurodermitis erscheint. Das eine ist die allergische Komponente, das andere der Hautpilz der Hautmykose.

Es kann aber auch vorkommen, daß der Körper in Form einer allergischen Reaktion direkt auf den Darmpilz reagiert. Die allergischen Hauterscheinungen weisen dann das Bild einer Neurodermitis auf. In diesem Fall handelt es sich um eine Candida-Neurodermitis. Wird sie nicht als solche erkannt, gehen alle Therapien an der Ursache vorbei, und die Neurodermitis ist „unheilbar".

Allergien auf den Candida-Pilz

Asthma bronchiale

Neben anderen Atemwegserkrankungen, wie chronischer Nasennebenhöhlenentzündung, chronischem Husten und spastischer Bronchitis, kann auch das chronische Asthma allergisch bedingt sein. Die typischen Asthmasymptome entstehen dann oft schon bei Kindern auf der Basis einer ererbten Disposition zu allergischen Reaktionen.

Aufgrund diagnostischer und therapeutischer Erfahrungen von Bioresonanztherapeuten bilden sich bei allergischen Asthmatikern zwei unterschiedliche Reaktionsformen aus:

Ursache: Inhalationsallergene

1. *„oberflächliche" allergische Reaktionen:* Die Bronchialverkrampfung wird in der Regel durch Substanzen ausgelöst, die in der Atemluft enthalten sind (oft als Schwebstoffe). Gewöhnlich sind Inhalationsallergene, wie Schimmelpilze, Hausstaub, Federn (Daunen), Tierhaare, Gräserpollen, Stäube, bei beruflicher Exposition auch Lösungen, bei Kindern Spielzeug („Toy-Asthma") symptomauslösend, aber auch Nahrungsmittel wie Äpfel und Nüsse. Die meisten Asthmatiker sind Multiallergiker.

Ursache: Ingestionsallergene

2. *„zentrale" allergische Reaktionen:* Hier stellen erneut Kuhmilch und besonders Weizen die häufigsten zentralen Allergene dar. Dies ist besonders dann zu berücksichtigen, wenn die asthmatischen Reaktionen schon auf körperliche Anstrengung, Wettereinflüsse, psychische Belastungen usw. auftreten. Außerdem erfolgen Reaktionen auf „oberflächliche" Allergene, die sich den zentralen Allergenen aufgepfropft haben.

Die Ausprägung des asthmatischen Krankheitsbildes ist vom Grad der Überempfindlichkeit des Patienten, von seinem

Gesamtzustand sowie von der Wirkkraft des Allergens und der Intensität des Allergenkontakts abhängig. Auch die Vorschädigung der Schleimhäute spielt eine Rolle.

Enteritis regionalis (Morbus Crohn) und Colitis ulcerosa

Neben anderen Darmerkrankungen, wie chronischen Durchfällen, chronischen Verstopfungen und unspezifischen Darmentzündungen, gehören auch Morbus Crohn und Colitis ulcerosa zu den Erkrankungen, die allergisch bedingt sein können. Denn auch bei Morbus Crohn und Colitis ulcerosa können Nahrungsmittelallergene beteiligt sein: Allergien auf Kuhmilch (Milcheiweiß und Milchzucker) und Weizen (Weizeneiweiß; nicht: Gliadin oder Gluten – diese verursachen Sprue bzw. Zöliakie mit einer Degeneration der Dünndarmzotten).

Häufig übersehene Ursachen

Bei Morbus Crohn/Colitis ulcerosa treten häufig verstärkend Hefepilzbelastungen des Darms auf. Diese müssen unbedingt mitbehandelt werden, sonst kann ein Therapieerfolg nur vorübergehend sein.

Auffällig ist auch, daß bei vielen Patienten mit chronisch-entzündlichen Darmerkrankungen chronische Quecksilbervergiftungen durch Amalgam festzustellen sind.

Wenn der Organismus das Äußerste leistet

Hypererge allergische Reaktion

Eine *hypererge allergische Reaktion* ist eine besonders starke Reaktion auf eine starke Belastung. Sie kommt zustande, wenn die Abwehr durch die Belastung aufs äußerste gefordert wird und zu ihrer Bewältigung sehr viel Energie aufbaut. Solche Belastungen können hervorgerufen werden durch intensiv wirkende

- Strahlen (z. B. starke geopathische Störzonen),
- Intoxikationen (z. B. Schwermetalle, Dioxin),
- Zahnfüllungen (z. B. Amalgam),
- Allergene (z. B. Kuhmilch),
- Entzündungen (z. B. chronische Nierenentzündungen),

- Mikroorganismen (z. B. Viren),
- Bindegewebsblockaden (z. B. durch Toxine),
- psychische Streßsituationen (z. B. hochgradiger Dauerstreß).

Patienten in hyperergen Reaktionslagen können schon auf den geringsten Impuls überreagieren – sowohl auf krankmachende als leider auch auf therapeutische Impulse. Ihre Therapieblockade „auf hohem Energieniveau" kann andererseits eine durchgreifende Wirkung von Therapien verhindern.

Überwindung der Hyperergie

Eine gute Hilfe zu ihrer Überwindung können die von Heilpraktiker Martin Keymer für die Bioresonanztherapie entwickelten Dämpfungsampullen sein, mit denen das überhöhte Energieniveau für die Dauer der Therapie herabgesetzt wird.

Hyperergie als Heilreaktion

Die Hyperergie tritt beispielsweise bei Neurodermitispatienten auf, wenn sie schon lange unter starken Symptomen leiden und der Organismus versucht, die Erkrankung durch Erhöhung der Heilenergie in den Griff zu bekommen. Diese Patienten reagieren aufgrund ihrer hochsensiblen Reaktionslage bei einer Allergenkarenz schon auf unvorstellbar geringe Mengen ihres Allergens. Die Erfahrung zeigte, daß sie sogar schon auf immaterielle Impulse reagieren, z. B. innerhalb einer Kuhmilchkarenz auf den Dampf von Kuhmilch. Dann können sie schwere dermitische Hautreaktionen bekommen.

Bei Hyperergikern ist oft eine strikte Allergenkarenz notwendig

Falls vor und während der Allergietherapie eine Karenz eingehalten werden muß, müssen bei diesen Allergikern also nicht nur sämtliche in irgendeiner Form allergenhaltigen Produkte vom Speisezettel gestrichen, sondern auch aus der Wohnung und dem Umfeld des Patienten entfernt werden. Schon das Hantieren mit dem Allergen, speziell das Erwärmen oder Kochen, kann zum Freiwerden von Allergeninformationen und somit zu schweren allergischen Reaktionen führen. So sind zum Beispiel von Weizenallergikern auch Bäckereien, Konditoreien und selbst Lebensmittelgeschäfte zu meiden.

Die Hyperergie kann den ganzen Menschen betreffen oder

nur einzelne Organe, Organsysteme oder Funktionskreise. Bei lange bestehender Hyperergie ist ein Abkippen in die *hypoerge Reaktion* (Abwehrschwäche) oder *anerge Reaktion* (Reaktionslosigkeit) vorprogrammiert. In der Folge kann dann eine schwere chronische Erkrankung auftreten.

Hypoerge oder anerge Reaktion

Allergene überall

Die Zahl der Allergene erreicht inzwischen astronomische Höhen. Wir können auf fast alles allergisch reagieren: natürliche wie künstliche Stoffe. Das Unangenehme ist, daß sowohl diejenigen Substanzen allergisierend wirken können, die wir von vornherein verdächtigen, nämlich z. B. die zahlreichen Umwelttoxine, als auch die an sich harmlosen Substanzen, wie Nahrungsmittel, Blütenpollen usw.

Allergene haben unterschiedliche „Eintrittspforten" in den Körper. Da diese zu ganz unterschiedlichen Krankheitsbildern führen können, wurden sie in der Medizin gruppiert:

Gruppen von Allergenen

1. die Inhalationsallergene
2. die Ingestionsallergene
3. die Infektionsallergene
4. die Injektionsallergene
5. die Kontaktallergene

Bedenklich ist, daß sich die Wirkungen von Allergenen offensichtlich durch ihre Verbindung mit anderen Stoffen steigern. So scheint die Verbindung von Pollen mit Rußpartikeln eine wesentlich höhere Allergenpotenz zu entfalten.

Verbindungen von Allergenen

Bei Kindern treten nach Angaben des Kinderarztes Dr. Peter Schumacher, Innsbruck, immer häufiger Allergien (fast immer Inhalationsallergien) gegen Spielsachen auf. Hierbei sind besonders die Polyesterfasern (fast immer asiatischer Herkunft) der Kuscheltiere oder von besonders glänzenden, waschbaren und kämmbaren Puppenhaaren (z. B. Barbiepuppen, Happy-Pony usw.) zu erwähnen. Sie haben oft eine ausgesprochen aggressive allergene Potenz.

Als Symptome treten bei Kindern, die auf diese Fasern allergisch reagieren, Schleimhautreizerscheinungen mit ständig laufender Nase, Bindehautentzündung, hartnäckiger Husten auf. Das gelegentlich auftretende schwere, spielzeugbedingte Asthma bronchiale hat auch schon einen Namen: Toy Asthma.

Asthma durch Spielzeug

Stellen sich bei Kindern solche Symptome ein, sollten Eltern und Therapeuten immer auch an die Möglichkeit denken, daß Inhalationsallergien und Kontaktallergien von Spielzeugen hervorgerufen sein können. Ein kurzer Bioresonanz-Allergen-Test kann die Frage abklären.

Das Spektrum möglicher Allergene ist also groß. Schätzungen kann man fast nicht abgeben, da inzwischen wegen der weithin gestörten Regulationsmechanismen fast jede Substanz allergische Reaktionen auslösen kann. Multiallergien – Allergien gegen mehrere Allergene – sind immer häufiger. Manche Menschen sind auf bis zu 40 Substanzen allergisch! Diese basieren allerdings oft auf wenigen zentralen Hauptallergenen. Dann müssen sie auch nicht alle der Reihe nach therapiert werden; denn es gibt oft schon nach der Therapie weniger Hauptallergene keine Reaktion mehr auf die anderen.

Mehrfachallergien

Testampullen

Dem Bioresonanztherapeuten stehen mehrere Testsätze mit Testampullen von Allergenen zur Verfügung, z. B. für Pollen, Lebensmittel (Getreide, Fisch, Fleisch, Milch, Ei, Gemüse, Obst, Nüsse), Insekten, Tierepithelien, Milben. Weitere Testampullen wird der Therapeut nach den Erfordernissen seiner Praxis zusammenstellen.

Welches sind die Verursacher allergischer Reaktionen?

In der heutigen Zeit scheint sich eine Doppelgleisigkeit zu entwickeln:

Jugendliche Allergiker

- zum einen die jugendlichen Allergiker, deren körperliche und seelische Belastungen noch so gering sind, daß die Allergien überwiegend auf der Basis ihrer angeborenen Veranlagung zu allergischen Reaktionen ausgelöst werden;

Ältere Allergiker

- zum anderen die älteren Allergiker, die im Laufe ihres Lebens schon so viele Belastungen erworben haben, daß

Die erworbene Veranlagung

die ererbte Veranlagung gegenüber der erworbenen Veranlagung eher zurücktritt. Bei ihnen belasten die vielen Störfaktoren aus Umwelt und Inwelt die körpereigenen Selbstregulationsmechanismen in einem so großen Ausmaße, daß der Organismus oft nicht mehr normal reagieren kann.

Allergien sind bei älteren Menschen seltener

Interessanterweise treten Symptome von Allergien bei älteren Menschen (z. B. ab 60 Jahren) selten auf, weil sich der Körper dann entweder den Allergenen angepaßt hat (die beschriebene Phase der Anpassung an Allergene) oder die Abwehr ziemlich erschöpft und zu keinen allergischen Reaktionen mehr fähig ist (allgemeine Abwehrschwäche oder Erschöpfung der Allergenabwehr).

!

Ursache allergischer Reaktionen ist heute zumeist eine tiefgreifende Störung der Selbstregulation durch eine Überlastung der körpereigenen Abwehr. Die Allergene lösen die Reaktionen aus.

Bei der Suche nach verursachenden und auslösenden Faktoren dürfen aber nicht nur die materiellen Aspekte berücksichtigt werden, sondern auch die energetischen und informationellen.

Elektromagnetische Felder verursachen allergische Reaktionen

Aus der Sicht der Bioresonanztherapie werden Störungen der körpereigenen Selbstregulation von krankmachenden (pathogenen) elektromagnetischen Feldern verursacht oder ausgelöst, genauer gesagt von den entsprechenden Informationen.

Belastungen durch Strahlung

Strahlenbelastungen (durch geopathische Störzonen und technische elektromagnetische Störfelder) zählen zu den direkt auf die Regulationssysteme wirkenden Verursachern erworbener allergischer Veranlagungen. Sie können mit den Methoden der Bioresonanz-Allergen-Testung festgestellt werden. Prof. Cyril W. Smith fand heraus, daß Menschen direkt auf elektromagnetische Felder allergisch reagieren können, besonders auf die Frequenz des Haushalts-Netzstroms (in Deutschland 50 Hz), weil sie diesem häufig ausgesetzt sind.

Elektrosensible und Elektroallergiker

Ist dies der Fall, dann können sich normalempfindliche Menschen zu elektrosensiblen Menschen und diese zu „Elektroallergikern" entwickeln.

Belastungen durch Toxine

Toxische (für den Organismus giftige) Substanzen wirken auf der biochemischen Ebene und durch ihre Schwingungen auch auf der biophysikalischen Ebene.
Ererbte Toxine, Industrie- und Arbeitsplatztoxine, Haus-, Wohnungs- und Gartengifte, (Schwer-) Metalle, Pestizide, gewisse Nahrungsmittelzusatzstoffe, belastetes Trinkwasser, unverträgliche Medikamente, Folgeerscheinungen von Impfungen, chronische Entzündungen, unverträgliche Zahnwerkstoffe usw. belasten die Abwehrkraft auch energetisch.

Schon geringe Dosen schädigen die Abwehr

Dabei können schon sehr geringe Dosen das Immunsystem schädigen, wenn sie nur lange genug auf den Organismus einwirken.
Diejenigen Toxine, die sich im Körper durch häufige Zufuhr anreichern, sind besonders gefährlich. Sie führen zu einer schleichenden „Vergiftung" des Körpers mit fortschreitender Allergisierung.

Belastungen durch Nahrungsmittel und Nahrungsmittelzusatzstoffe

Man kann auf unbearbeitete Nahrungsmittel allergisch reagieren, wie z. B. auf Haselnüsse, aber auch auf chemische Stoffe, die mit dem Nahrungsmittel verbunden sind.
Die industrialisierte Landwirtschaft und die industrialisierte Nahrungsmittelverarbeitung und -herstellung belasten die Nahrungsmittel so stark mit chemischen und damit körperfremden Stoffen, daß sich bei vielen Allergikern mit der Bioresonanz-Allergen-Testung oft Rückstände feststellen lassen.
Es mag sein, daß die Belastung des einzelnen Nahrungsmittels aus der Sicht der Lebensmittelchemie biochemisch unbedeutend erscheint, was aber zählt, ist der Summations- bzw. Kumulationseffekt aller verzehrten Nahrungsmittel.

Zwei Personen, die die gleiche Menge eines Toxins zu sich genommen haben, können aufgrund ihrer Konstitution und aktuellen Belastung ganz unterschiedlich auf das Toxin reagieren.

Fortschreitende Allergisierung durch Nahrungsmittelzusatzstoffe

Nahrungsmittelzusatzstoffe stellen eine schleichende Allergisierung und Vergiftung des Organismus dar. Sie befinden sich in Cola-Getränken, Fertigbackwaren, Fertigwurstwaren, Fischkonserven, Fleischkonserven, Haltbarbroten, Konfitüren, Konserven jeder Art, Kosmetika, Limonaden, Tütensoßen und -suppen, Zuckerwaren. Kurz und schlecht: Jeder Supermarkt ist eine Fundgrube von Allergenen und Toxinen.

Belastungen durch Mikroorganismen

Allergisierung durch Viren, Bakterien und Pilze

Eine immer größere Rolle bei der Entstehung allergischer Reaktionen spielen die Belastungen der Regulationssysteme durch Mikroorganismen. Neben den Pilzen sind das Viren und Bakterien. Viren können die zelluläre Abwehr durch molekulare DNS-Veränderungen und durch ihre Schwingungen sehr stark stören, und die Stoffwechselgifte von Bakterien ebenso. Nicht zu Unrecht hatte deshalb Dr. Richard Mackarness schon 1975 behauptet, daß Infektionen und Allergien direkt zusammenhängen. Die wechselwirkende Belastung geht in beide Richtungen.

Belastungen durch Störungen des Darms

Darmmykosen und Darmdysbakterien

Darmmykosen (Pilzbesiedlungen des Darms) und *Darmdysbakterien* (bakterielle Fehlbesiedlungen des Darms) stellen schwere Belastungen für die körpereigene Abwehr dar. Viel spricht dafür, daß Darmmykosen, Darmdysbakterien und Allergien heutzutage schon eine Einheit bilden. Wie viele Allergologen berücksichtigen das?

Eine gestörte Darmflora wird aufgrund ihrer Elektrolytstörungen ein Mitverursacher von Allergien sein. Schädigungen der Darmschleimhaut und des Darmlymphatikums sind ebenfalls eine wichtige Ursache allergischer Reaktionen, weil 70 % der körperlichen Abwehr mit dem Darm verbunden sind.

Die von den Pilzen angegriffene Darmschleimhaut wird für Nahrungspartikel und für Pilze, die normalerweise nicht ins Blut gelangen dürfen, durchlässig. Dort führen sie zu allergischen Reaktionen.

Belastungen durch Schädigungen des Körpers

Angriffe auf Haut und Schleimhaut

Unser äußeres Schutzorgan, die Haut, wird tagtäglich von Shampoos, Seifen, Waschmitteln, Spül- und Putzmitteln, Badezusätzen usw. traktiert, so daß von ihrem natürlichen fettigen Schutzmantel nicht mehr viel übrigbleibt. Auch Fremdstoffe, z. B. in Kosmetika, können sie leicht irritieren oder durchdringen und so zu allergischen Reaktionen führen.

Unsere inneren Schutzhäute, die Schleimhäute, werden ebenfalls ständig angegriffen. Tabakrauch, Schwebstoffe in der Luft (z. B. Staub, Bleipartikel), großmolekulare Rußpartikel, Pollen usw. fordern ständig die Abwehr der Schleimhäute der Atemwege heraus und tragen zu ihrer Zerstörung bei.

Die Darmschleimhaut wird von Nahrungsmittelzusatzstoffen, alkoholhaltigen Getränken, Medikamenten usw. traktiert, Pilze siedeln sich auf ihrer Oberfläche an, Entzündungen greifen sie an. Großmolekulare Darminhaltsstoffe können in Lymphe und Blut übertreten. Diese Stoffe stellen dort Allergene dar!

Chronische Entzündungen, Narbenstörfelder usw. stellen langfristig wirkende Belastungen des Organismus dar, die zur Irritation der Abwehr beitragen können.

Unverträgliche Mundwerkstoffe wie Amalgamzahnfüllungen sind ebenfalls Verursacher oder direkte Auslöser allergischer Reaktionen. Auf dieses Thema bin ich schon eingegangen.

Verschlackung des Bindegewebes

Das Grundregulationssystem – das weiche Bindegewebe, das sich zwischen den Organzellen befindet – wird zunehmend zur „Müllkippe" des Organismus. Dort werden Schlakken und Schadstoffe abgelagert, die nicht mehr von den überlasteten Entgiftungsorganen Darm, Leber und Niere entgiftet und ausgeschieden werden können. Sie beeinträchtigen den Transport von Sauerstoff und Nährstoffen zu den Organzellen; ihre Schwingungen stören die Regulationsabläufe und führen zu allergisierenden Fehlfunktionen.

Belastungen durch die psychosoziale Situation

Die psychosoziale Situation spielt eine große Rolle bei allergischen Erkrankungen

Die psychosoziale Situation des Patienten spielt bei allergischen Erkrankungen eine große Rolle. Vielleicht nicht die ausschließliche, die ihr manche Psychosomatiker zuerteilen wollen, aber eine labilisierende. Das bedeutet, die Psyche ist *ein* belastender Faktor unter vielen, in Einzelfällen vielleicht sogar ausschlaggebend, wie man das ja auch von der Krebsentstehung weiß.

Eine Verdrängung der inneren Abwehr kann allergische Symptome hervorrufen

Thorwald Dethlefsen betont, daß allergische Symptome eine ins Körperliche gefallene innere Abwehr und verdrängte Aggression seien. Dem Allergiker fehle das Einverstandensein mit bestimmten Bewußtseinsinhalten und Erlebnissen. Ein Heilmittel sei das Akzeptieren des Ungewollten, d. h. der Weg der Liebe. Ich habe die Erfahrung gemacht, daß Allergien tatsächlich manchmal zur Manipulation von Mitmenschen eingesetzt werden.

Zusammenfassung der Ursachen und Auslöser allergischer Reaktionen

Lassen Sie mich zum Abschluß dieses Kapitels die Ursachen und Auslöser allergischer Reaktionen zusammenfassen:

- Eine angeborene oder erworbene Veranlagung (Disposition) legt die Basis zu allergischen Reaktionen.
- Die erworbene Disposition wird durch eine Überlastung der Regulationsmechanismen aufgrund einer Überzahl von Störfaktoren gebildet.
- Diese führen dazu, daß die Regulationsmechanismen chaotisch reagieren.
- Die Fehlreaktionen werden dann durch Substanzen ausgelöst, die der Organismus als „feindlich" einstuft.
- Mit der Sensibilisierung für ein Allergen wird auf der informationellen Ebene ein „Engramm" gebildet, das durch erneuten Allergenkontakt aktiviert wird und zu allergischen Reaktionen führt.

- Die Wahrscheinlichkeit allergischer Reaktionen hängt ab von der Allergenpotenz und wie „zentral“ das Allergen für den Organismus ist.
- Die eigentliche Auslösung allergischer Reaktionen erfolgt durch die elektromagnetischen Schwingungen der Allergene.

Wie kann man Allergene erkennen?

Befragung der Patienten (Anamnese)

Viele Patienten kennen ihre Allergene (z. B. Gräserpollen oder Hausstaub) und können sie dem Therapeuten nennen. Da sie ihre maskierten Allergene in der Regel aber selbst nicht erkennen können, stellen die ihnen bekannten Allergene zumeist nur einen Teil der allergischen Wirklichkeit dar.

Labordiagnostik

Die biochemische Allergendiagnostik vermag durch Immunglobulinnachweise im Blut und durch Hauttests einen großen Teil der Allergene ausfindig zu machen, wobei man falsch positive und falsch negative (also unrichtige) Ergebnisse in Kauf nehmen muß. Auch bei den Nahrungsmittelallergien sind die Möglichkeiten der biochemischen Teste eher begrenzt.

Bioresonanz-Allergen-Teste

Die Bioresonanz-Allergen-Teste wirken auf der Schwingungsebene. Bei ihnen wird ein Informationssystem (das vermutete Allergen) einem anderen Informationssystem (dem Patienten) gegenübergestellt. Dann wird ihre Wechselwirkung geprüft.

Unterschiedliche Verfahren

Je nach gewähltem Testverfahren wird das auf unterschiedliche Art bewirkt: Bei der Allergentestung mit der Elektroakupunktur zeigt sich die Reaktion des Patienten auf das Allergen im Zeigerausschlag des Meßgeräts; bei der Kinesiologie an der Schwäche oder Stärke des ausgewählten Indikatormuskels; bei der Allergen-Resonanz-Testung am Ausschlag des Bioresonanztensors; beim RAC-Test am Stärker- oder Schwächerwerden des Pulses.

Alle diese Methoden sind hochsensible Verfahren zur Testung der energetisch-informationellen Wechselwirkung zwischen Patient und Allergen. Sie zeigen an, ob eine Substanz eine allergisierende Wirkung auf den Organismus ausübt oder nicht.

Fehlmessungen können auftreten

Allerdings muß zugestanden werden, daß sich auch hier wie bei den biochemischen Testverfahren Fehlmessungen einschleichen können, wenn nicht alle an der Testsituation beteiligten Faktoren „stimmen". Dennoch sind die energetischen Testverfahren im Regelfall zutreffend. (Leider gibt es bis heute kein 100%ig sicheres Testverfahren – weder in der konventionellen noch in der biophysikalischen Medizin.)

Bioresonanz-Testergebnisse geben direkte Hinweise für die Therapie

Die Bioresonanz-Testergebnisse geben dem Therapeuten direkte Hinweise auf die einzuschlagende Therapie. So wird er am Ende der Testungen wissen, welche Störfaktoren beseitigt und aufgehoben werden müssen, um die Regulationssysteme des Organismus zu entlasten.

!

> Eine exakte Kenntnis des Allergens ist die Voraussetzung für eine wirksame Bioresonanztherapie!

Gezielte Testungen mit spezifischen Testsätzen

Für die Testungen stehen den Bioresonanztherapeuten umfangreiche Standardtestsätze, wie Umwelttoxine, Bakterien, Schwermetalle, zur Verfügung. Zusätzlich werden diese sich je nach Standort und Erfordernissen der Praxis (Großstadt- oder Landpraxis, nördliche oder südliche Pflanzen- und Tierwelt, Heidegebiet oder Waldgebiet, Flachland oder Gebirge usw.) sowie nach Patientenstamm (Kinder oder Erwachsene, Berufstätigkeit, Hobbys) eigene Testsätze zusammenstellen. Hierzu füllt er beispielsweise Allergene oder ihre Lösungen in Ampullen ab, die er dann zu den Allergentestungen verwenden kann.

Wie Allergien geheilt werden können

Der Bioresonanztherapeut kann je nach Situation direkt die Löschung des Allergieengramms anstreben oder zuvor eine mehr oder weniger umfassende Eliminierung der langfristig belastenden Störfaktoren und ihrer Störschwingungen durchführen. Manchmal ist es auch sinnvoll, die ganzheitliche 5-

Elementen-Lehre der chinesischen Akupunktur in die Therapie einzubeziehen. (Auf diese spezielle Erweiterung der Bioresonanztherapie kann hier jedoch nicht eingegangen werden.)

Therapeutische Ergänzungsmethoden

Manche Therapeuten verwenden zur Allergietherapie ausschließlich die Bioresonanztherapie, andere ergänzen sie mit anderen in ihrer Praxis angewandten Methoden, z. B. Neuraltherapie, Chirotherapie, Colon-Hydro-Therapie, Bach-Blüten-Therapie, Gesprächstherapie.

Dank der großen Variationsbreite der Bioresonanztherapie und ihrer guten Kombinierbarkeit mit anderen Verfahren arbeitet jeder Therapeut nach seinem eigenen Praxiskonzept.

Vor der Behandlung wird sich der Bioresonanztherapeut über folgende alternative Möglichkeiten im klaren sein müssen:

- Liegt eine „oberflächliche" allergische Reaktion vor, wie z. B. bei einer Allergie ausschließlich auf Erdbeeren oder Haselnüsse oder Wiesengräserpollen?
- Liegt zusätzlich oder nur eine „zentrale" Allergie vor, z. B. auf Kuhmilcheiweiß oder Weizenprotein?
- Liegt zusätzlich eine starke Belastung vor, welche die allergische Fehlreaktion verursacht, z. B. Amalgam, eine geopathische Störzone, eine Candidabelastung?

Im 1. Fall muß nur die „oberflächliche" Allergie behandelt werden, im 2. Fall muß die „zentrale" Allergie in die Therapie einbezogen werden, im 3. Fall auch die Eliminierung der belastenden Störfaktoren und ihrer Schwingungen.

Therapieziel

Das Therapieziel ist die „Löschung" des Allergenengramms. Dies ist ein hohes Ziel; denn es bedeutet, daß nach der Therapie bei einem erneuten Allergenkontakt keinerlei allergische Reaktionen mehr auftreten. Aber es gibt gute Gründe, warum die Löschung nicht zu erzielen ist, und es ist schon sehr viel gewonnen, wenn das Allergenengramm „entlastet" ist; denn dann werden bei einem erneuten Allergenkontakt die auftretenden Reaktionen wesentlich geringer ausfallen als vor der Therapie.

Die Chance, das Engramm „löschen" zu können, hängt von 4 Faktoren ab:

1. von der Allergenpotenz
2. von der Allergenkarenz
3. von dem Allergenengramm
4. von den Störfaktoren

Zu 1.: die Allergenpotenz

Unterschiedliche Therapierbarkeit von Allergenen

Allergene haben unterschiedliche Potenzen (Wirkkraft). Es gibt Allergene, die vorwiegend leichtere Reaktionen auslösen, z. B. Haselnüsse, und es gibt Allergene, die vorwiegend schwerere Reaktionen auslösen, z. B. Kuhmilcheiweiß. Ein Allergen, dessen Wirkkraft stark ist, ist im allgemeinen schwieriger zu löschen als ein Allergen mit einer geringen Potenz.

Zu 2.: die Allergenkarenz

Die Bioresonanztherapie kennt die „normale" Karenz gegenüber dem allergisierenden Stoff und die spezielle Allergen-Code-Karenz.

Normale Allergenkarenz

Die *normale* Allergenkarenz besteht in der vollständigen Abstinenz vom Allergen, z. B. im Fortlassen eines Nahrungsmittels oder einer Nahrungsmittelfamilie über einen bestimmten Zeitraum.

Spezielle Allergenkarenz

Die *spezielle* Allergen-Code-Karenz erstreckt sich auch auf die energetische und informationelle Abstinenz. Das bedeutet: Der Patient darf noch nicht einmal mit der Information des Nahrungsmittels (z. B. dem Dampf gekochter Milch) in Berührung kommen.

Die Bioresonanztherapie mit der BICOM-Technologie ist heute so weit entwickelt, daß eine strikte Karenz nur noch in besonders schwierigen Fällen eingehalten werden muß, nämlich dann, wenn das Allergen eine besonders starke Belastung für die körpereigene Regulation darstellt.

Allerdings ist es günstig, vor und während der Therapie den Kontakt zum Allergen zu meiden, um die körpereigenen Abwehrsysteme zu entlasten.

Rotationsdiät

Oft wird nach der Therapie eine gemilderte Form von Karenz eingehalten, die *Rotationsdiät*. Bei ihr werden alle Nahrungsmittel nur einmal innerhalb von 5 Tagen gegessen. Durch die Abwechslung soll verhindert werden, daß neue, bisher nicht aufgetretene Allergien gegen ein anderes Nahrungsmittel entstehen.

Zu 3.: das Allergenengramm

Eine Voraussetzung für die Löschung eines Allergenengramms kann seine Inaktivierung sein. Sie wird durch die Karenz erzielt.

Sie können sich das so vorstellen: Durch die Karenz wird die Stärke der Engramminformation allmählich reduziert. Schließlich ist das Engramm inaktiviert. Jetzt ist die Engrammlöschung möglich. Der Patient kann das Allergen danach wieder ohne Reaktionen zu sich nehmen. Wird die Karenz jedoch unterbrochen, dann ist das Engramm sofort wieder aktiviert. Das führt dazu, daß der Patient bei Allergenkontakt wieder allergische Reaktionen erlebt.

Aktivierung und Inaktivierung des Engramms

Wird die Karenz nicht wieder von vorne begonnen, dann ist nur noch eine Engrammentlastung möglich, d. h., nach einer Therapie werden die allergischen Reaktionen lediglich weniger stark ausfallen als vor der Therapie.

Zu 4.: die Störfaktoren

Entlastung von Störfaktoren

Wie beschrieben, ist die Vielzahl der heutzutage auf uns einstürmenden Störfaktoren ein Hauptgrund für die Zunahme allergischer Reaktionen. Deshalb ist die Entlastung des Patienten von Störfaktoren (Vermeidung der Störfaktoren und Verringerung oder Löschung ihrer im Körper abgespeicherten Schwingungen) oft eine Voraussetzung für eine erfolgreiche Allergietherapie.

Fallbeispiele

Zum Abschluß dieses Kapitels über allergische Erkrankungen möchte ich Ihnen noch je ein Fallbeispiel zu Neurodermitis, Asthma bronchiale und Morbus Crohn vorstellen, damit Sie das Wesentliche an der Bioresonanz-Allergie-Therapie sozusagen „auf einen Blick“ erkennen können:

Neurodermitis

Die kleine Patientin, 5 Jahre alt, litt seit ihrem 8. Lebensmonat an einer generalisierten Neurodermitis mit starkem Juckreiz sowie nässenden Ekzemen im Gesicht und an den Beinen. Ihre Haare wuchsen nicht mehr, und sie war in einem sehr schlechten Allgemeinzustand.
Die Allergentestung ergab eine zentrale Kuhmilchallergie. Das Kind befand sich darüber hinaus in einem hyperergen Zustand.
Die Therapie begann wegen des hyperergen Zustands mit einer Kuhmilchkarenz und gleichzeitiger Entlastungstherapie. Bereits 1 Monat später zeigte sich eine wesentliche Besserung im Gesicht, der Juckreiz war verschwunden, und das Haar wuchs wieder.
2 Wochen danach kam die kleine Patientin zur Kontrolle. Ihr Gesamtzustand hatte sich weiter verbessert, und das Ekzem hatte weiter nachgelassen. Sie entwikkelte sich besser und war wie umgewandelt. Nach insgesamt 2 1/2 Monaten Karenz begann dann die BICOM-Allergie-Löschtherapie mit der invertierten Kuhmilchschwingung. Diese wurde 3 Wochen später abgeschlossen.
Bei der Nachtestung – wiederum 1 Monat später – waren alle Befunde negativ und alle krankhaften Hauterscheinungen abgeblaßt.
Bei einer erneuten Nachkontrolle 4 Monate später war die Haut des Kindes glatt und zart. Die Mutter berichtete: „Mein Kind kann wieder alles problemlos essen, auch Milchprodukte.“

Asthma bronchiale

Der kleine Junge, 6 Jahre alt, litt seit über einem Jahr an extremen Asthmasymptomen mit trockenem Husten und typischen Asthmabeschwerden. Er mußte dreimal täglich ein Asthmaspray benutzen, brauchte Inhalationen und Antibiotika, also die ganze Asthma-Therapiepalette der konventionellen Medizin.
Als grundlegende Ursache der asthmatischen Beschwerden wurde eine Weizen-

allergie ausgetestet. Zudem war der Junge Hyperergiker mit extrem starken Reaktionen auf Weizenprotein.
Die Therapie begann mit einer konsequenten Weizenkarenz von 4 Wochen. Danach erhielt der kleine Patient im Abstand von 3 Wochen je 1 Grund- und 1 Entlastungstherapie.
Er lebte seit der 1. Behandlung weizenfrei, bekam aber nach etwa 4 Wochen einen Rückschlag, wahrscheinlich aufgrund eines Diätfehlers. Weizenkarenz und Entlastungstherapie wurden dennoch weitergeführt. Etwa 2 Monate nach Behandlungsbeginn war das Befinden des Patienten sehr gut. Er hatte keinerlei Beschwerden mehr, keinen Husten, kein Asthma, insbesondere brauchte er keine Medikamente mehr. Sein Appetit war gut.
Etwa 3 Monate nach Behandlungsbeginn wurde erneut mit der wöchentlichen Allergietherapie begonnen. Bis zu diesem Zeitpunkt war alles gut verlaufen, der kleine Patient fühlte sich rundherum wohl. Etwa 4 Monate nach dem erneuten Behandlungsbeginn wurde nachgetestet. Das Ergebnis: keine Weizenallergie mehr. Der Patient konnte nun wieder Weizen zu sich nehmen.
2 Wochen nach der Testung rief die Mutter an und bestätigte, daß jetzt alles in Ordnung sei und das Kind ohne jegliche Probleme Weizen essen könne.

Morbus Crohn

Der Patient, 23 Jahre alt, hatte als Kind angeblich Neurodermitis, z. Z. der Anamnese allerdings nicht mehr. Eine Darmspiegelung zeigte einen stark entzündeten Darm mit Geschwüren im gesamten Dickdarm. Es traten wäßrige Durchfälle mit 5–7 Entleerungen pro Tag auf.
Als Ursachen stellten sich in der Testung eine zentrale Kuhmilchallergie plus eine Pollenallergie heraus. Der Patient war Hyperergiker (also ein stark reagierender Allergiker).
Die Therapie begann mit einer Kuhmilchkarenz und gleichzeitiger Bioresonanz-Entlastungs-Therapie im Abstand von 8–14 Tagen. Während der Kuhmilchkarenz mit Entlastungstherapie stellte sich eine langsame, aber stetige Besserung ein.
1 1/2 Monate nach Behandlungsbeginn setzte der Patient nur noch 3 Stühle am Tag ab. Diese waren schon geformt.
Etwa 2 1/2 Monate nach Therapiebeginn erhielt der Patient 8 weitere Bioresonanz-Allergie-Therapien mit dem BICOM-Gerät. Das Resultat der Therapie war sehr zufriedenstellend: 4 Monate nach Therapiebeginn waren die Stühle völlig normal geformt, der Morbus-Crohn-Befund war nun negativ.

Die Bioresonanztherapie in der Humanmedizin

Fast alle Erkrankungen werden von disharmonischen Schwingungen begleitet, verursacht oder ausgelöst. Deshalb können fast alle Erkrankungen erfolgversprechend mit der Bioresonanztherapie behandelt werden.

Beispiele bioresonanztherapeutisch behandelbarer Erkrankungen

Die Bioresonanztherapie hat sich bei funktionellen Störungen, Allergien, entzündlichen sowie chronisch-degenerativen Organ- und Gelenkerkrankungen, Immunschwäche, Schmerzzuständen aller Art, Nervenschmerzen, prä- und postoperativen Schmerzzuständen, Menstruationsbeschwerden, Tumorbegleittherapien, Verkürzung der Wundheilung, Verletzungen aller Art, mikrobiellen Erkrankungen, Toxinausleitungen von Industrie- und Wohngiften, Mykosebehandlung, Erkrankungen aufgrund von Zahnwerkstoffen, Narbenentstörungen und geburtsbegleitenden Behandlungen bewährt.
Die in diesem Kapitel beschriebenen Erkrankungen sind deshalb nur ein Teil des gesamten Indikationsspektrums. Falls Sie wissen wollen, ob eine bestimmte, Sie interessierende oder betreffende andere Erkrankung mit der Bioresonanztherapie behandelt werden kann, fragen Sie bitte Ihren Therapeuten.
An dieser Stelle möchte ich den vielen engagierten Bioresonanztherapeuten und -therapeutinnen danken, die durch die Weitergabe ihrer Erfahrungen mit der Bioresonanztherapie in Arbeitskreisen und auf Kongressen letzten Endes auch zum Gelingen dieses Buches beitrugen, besonders durch ihre Fallbeispiele.

Erkrankungen des rheumatischen Formenkreises

„Was man nicht erklären kann, das sehe man als Rheuma an!"
Dieser kleine Spottspruch deutet an, daß der Kreis der Erkrankungen, die zum rheumatischen Formenkreis gezählt

werden, weit gezogen ist. Zu ihm gehört eine Vielzahl schmerzhafter und funktionsbeeinträchtigender Zustände des Skelett-Muskel-Systems sowie begleitende Erscheinungen an anderen Organsystemen (z. B. Gefäßrheumatismus, Sklerodermie).

Gelenk- und Weichteilrheuma

Im engeren Sinne unterscheidet man Gelenk- und Weichteilrheuma, und hierbei die akuten und chronischen Formen. Beim akuten Gelenkrheuma treten starke Schmerzen auf, auch Fieber. Beim chronischen Gelenkrheuma schwillt das Gewebe um die Gelenke an, die Schmerzen sind nicht so stark, dafür aber ständig vorhanden. Die Körpertemperatur schwankt nur gering. Beim Weichteilrheuma sind das Muskel- und Bindegewebe betroffen.

Die Ursachen des Gelenkrheuma sind noch nicht eindeutig geklärt. Weil die Medizin zumeist versucht, eine lineare Ursache-Wirkung-Beziehung herzustellen, und diese den jeweils neuen Erkenntnissen unterliegen, löste besonders in der Rheumatologie eine Theorie die andere ab.

Was ist Rheuma?

Tatsache ist, daß Rheuma ein multikausales Geschehen ist, das heißt, daß eine Vielzahl von Ursachen zu rheumatischen Beschwerden führen. Hier finden wir Toxine, Allergene, chronisch-entzündliche Störfelder (sog. Fokaltoxikosen), wie Mandelentzündungen, Nasennebenhöhlenentzündungen, Nierenentzündungen, Zahnwurzelentzündungen, ferner Stoffwechsel- und Hormonstörungen, Darmdysbakterien, Medikamentennebenwirkungen, Impfschäden, Erbbelastungen usw.

Die Ursachen sollen ausgetestet werden

In der Bioresonanztherapie werden diese möglichen Ursachen ausgetestet und entsprechend therapiert, auch die Schlackenablagerungen um die Gelenke.

Ein Fallbeispiel:

Die Patientin, 57 Jahre alt, litt seit ca. 40 Jahren an rheumatischen Beschwerden. Mit zunehmendem Alter wurden diese immer stärker. Die Schmerzen waren vorwiegend im Muskel- und Sehnenbereich lokalisiert, es traten aber auch Rückensteife und Schmerzen im Schulter-Halswirbel-Bereich auf. Die Knie der Patientin waren häufig angeschwollen. Außerdem litt sie unter chronischer Nasennebenhöhlenentzündung und starkem Auswurf. Auch ihre Sehfähigkeit wurde ständig schlechter und schwankte oft erheblich. Zudem hatte sie häufig Gallenprobleme. Alles in allem konnte die Patientin ihre Stelle als Putzfrau in einem Altenheim wegen der vielen Behinderungen nur noch halbtags ausführen. Die Testung mit der beschriebenen Elektroakupunktur nach Dr. Voll ergab eine massive Weizenallergie und eine Candidapilzbelastung. Leider konnte die Patientin die in diesem Fall geforderte totale Codekarenz nicht ganz einhalten. Denn obwohl sie keine Weizenprodukte aß, kam sie durch ihre Arbeit häufig mit ihnen in Berührung.

Es wurden 10 Behandlungen im Abstand von 3 Tagen durchgeführt. Danach war die Testung auf Weizen negativ, und die Pilztherapie konnte beginnen. Die vom Hefepilz Candida befallenen Areale wurden mit der invertierten Pilzschwingung und Pilzmittelschwingungen behandelt.

Bereits 3–4 Wochen nach Beginn der Allergietherapie stellte die Patientin fest, daß es ihr stetig besser ging. Ihre Beweglichkeit hatte sich deutlich verbessert, und die Gelenkergüsse verschwanden. Unter der Pilzbehandlung wurden alte Beschwerdesymptome akut, die in früheren Zeiten nicht richtig auskuriert wurden. Nach dieser Akutphase verschwanden sie aber endgültig.

Ihre rheumatischen Beschwerden waren so stark gebessert, daß sie wieder Freude am Leben bekam. Während sich die Patientin vor Beginn der Behandlung immer so erschöpft fühlte, daß sie nach Beendigung ihrer Arbeit zu nichts mehr Lust hatte, nahm sie jetzt sogar noch einen Nebenjob an.

Weitere Erkrankungen des Bewegungsapparats, die mit der Bioresonanztherapie erfolgreich behandelt werden können

Weitere Erkrankungen des Bewegungssystems, die mit der Bioresonanztherapie mit Aussicht auf Erfolg behandelt werden können, sind Arthritis und Arthrose, Fußgelenkverletzungen, Fußgelenkzerrungen, Knöchelverletzungen, Knöchelschwellungen, Kniegelenkschwellungen, Hüftgelenkbeschwerden, Ischialgie, Lumbalgie, Muskelzerrungen, Bandscheibenvorfall sowie Knochenbrüche und Knochenverletzungen. Bei einigen davon wird die Bioresonanztherapie natürlich nicht als alleinige oder hauptsächliche Therapie eingesetzt, sondern begleitend.

Erkrankungen der Haut

Die Haut ist ein Multifunktionsorgan. Sie hat eine Vielzahl von Aufgaben zu erfüllen, die vom Schutz des Inneren gegen äußere Einflüsse über Aufgaben des Temperaturausgleichs bis zu Entgiftungs- und Entschlackungsaufgaben gehen. Daher kommt es, daß etwa 80 % der Hautkrankheiten in Wirklichkeit keine Erkrankungen der Haut sind, sondern „innere" Krankheiten, die ihre Symptome auf die Haut projizieren. Bei ihnen stellt eine äußere Behandlung nur eine vorübergehende Entlastung dar, wie das z. B. die Unterdrükkung von Entzündungen der Haut durch Kortison zeigt.

Die meisten Hautkrankheiten sind keine Krankheiten der Haut

Was not tut, ist die Behandlung der Ursachen, die zu den Hautkrankheiten geführt haben. Die Bioresonanztherapie kann auch hier helfen, indem sie

Hilfe mit der Bioresonanztherapie

- die der Krankheit zugrundeliegenden Störfaktoren ertestet, z. B. Erbkrankheiten, Allergene, Darmpilze, Hautpilze, Darmdysbakterien, Bakterien, Toxinbelastungen, Funktionsstörungen innerer Organe, unverträgliche Kosmetika, psychische Ursachen,
- die Schwingungen der Störfaktoren eliminiert,
- die pathologischen Schwingungen der Hautentzündung mindert,
- die Gesamtabwehrkraft des Organismus stärkt,
- begleitende Therapien wie Toxinausleitung und Medikamente zur Darmsanierung, Lymphaktivierung und Leberentgiftung sowie zum Aufbau der Haut einsetzt.

Mit der Bioresonanztherapie erfolgreich behandelbare Hautkrankheiten

Mit der Bioresonanztherapie erfolgreich behandelbare „Hautkrankheiten" sind beispielsweise Abszesse, Akne, Ekzeme, Herpes simplex, Herpes zoster, Neurodermitis.

Ein Fallbeispiel:

Die Patientin, Jahrgang 1941, war seit mehreren Jahren von pfennig- bis markstückgroßen Hautveränderungen im Gesichtsbereich befallen. Sie litt sehr unter ihrem Aussehen. Ihre zahlreichen Versuche, Heilung zu finden, waren erfolglos geblieben. Zwar waren dabei Behandlungen gegen allergische Reaktionen sowie eine Amalgamsanierung mit begleitender Ausleitungstherapie erfolgt, jedoch die Hauterscheinungen konnten nicht zum Verschwinden gebracht werden.
Da man eine Metallunverträglichkeit vermutete, wurden auch bestehende Zahnbrücken entfernt, ebenfalls ohne Erfolg. Die Röntgenaufnahmen vom Gebiß zeigten lediglich einen wurzelbehandelten Zahn ohne Veränderungen an der Wurzelspitze.
Der Bioresonanztherapeut, selbst Zahnarzt, testete die Patientin mit der Methode der Elektroakpunktur durch und fand einen toten wurzelbehandelten Zahn. Dieser war für die Störung verantwortlich, die die gesamte Oberhaut des Kopfbereichs befallen hatte.
Die Patientin erfuhr bei dem vorher behandelnden Zahnarzt, daß der Zahn mit einer bestimmten Wurzelfüllpaste gefüllt worden war. Der behandelnde Bioresonanztherapeut besorgte sich die entsprechend zusammengesetzte Wurzelfüllpaste. Er zog den toten Zahn und begann mit der Nachbehandlung. Hierbei wurden der Patientin die Schwingungen des extrahierten Zahns aufgeschwungen, zusätzlich wurde mit dem extrahierten Zahn und der Wurzelfüllpaste eine Allergietherapie durchgeführt. Diese beiden Therapieschritte wurden in der darauffolgenden Woche zweimal wiederholt.
Bereits nach der 1. Behandlung waren die entzündeten und geröteten Stellen weitgehend verschwunden. Nach der 3. Behandlung waren sie fast nicht mehr zu sehen. Die Patientin konnte es kaum glauben. Nachdem noch 2 weitere Behandlungen durchgeführt wurden, zeigte eine Kontrolluntersuchung 6 Wochen später eine völlig abgeheilte Gesichtshaut. Die Patientin war überglücklich.

Erkrankungen von Herz und Kreislauf

Ursachen funktioneller Herzstörungen

Die Herzfunktionen werden vom Nervensystem autonom gesteuert. Diese Steuerung ist anfällig auf Allergene, Toxine, elektromagnetische Felder usw., also alle die Faktoren, die in die Steuerungs- und Regulationsmechanismen des Menschen eingreifen können.

Ein Fallbeispiel:

Bei der Patientin, 66 Jahre alt, bestand eine Erkrankung der Herzkranzgefäße mit Herzbeklemmung (Angina pectoris) und Ausstrahlung in den linken Arm, ferner ein verlangsamter Herzschlag mit 40 Schlägen pro Minute sowie weitgehend belastungsabhängige Brustschmerzen.
Nach einem Grundprogramm wurden speziell ausgetestete BICOM-Programme zur Herztätigkeitsverbesserung, gegen Herzrhythmusstörungen, zur Leberentgiftung und zur Toxinausleitung eingesetzt. Johannisöl zum Einreiben der Herzgegend wurde mit den patienteneigenen Schwingungen individualisiert (beschwungen).
Nach 3 Behandlungen war die Patientin beschwerdefrei.

Erkrankungen der Lunge

Durch die Atmung nehmen wir ständig ein Stück Umwelt in uns auf und geben ein Stück Inwelt ab: die Atemluft. Was wunder, daß dieses Organ durch Umweltverschmutzungen und Mikrolebewesen besonders gefährdet ist.

Atemluftverschmutzung verursacht Lungenerkrankungen

Die Schadstoffe rufen nicht nur Reaktionen der Bronchien und Bronchiolien hervor, sondern diese Stoffe werden durch die Alveolenmembranen auch an das Blut abgegeben.

Ein Fallbeispiel:

Die kleine Patientin, 18 Monate alt, litt nach einer Lungenentzündung an akutem Asthma. Um die Anfälle in den Griff

zu bekommen, benötigte sie täglich bis zu 8 Inhalationen. Zur schulmedizinischen Untersuchung sollte sie in ein Universitätskrankenhaus eingeliefert werden.
Da die Eltern des Kindes vor der Untersuchung von der Bioresonanztherapeutin gehört hatten, kamen sie vor dem Untersuchungstermin noch in deren Praxis. Hier wurde das Kind durchgetestet. Dabei stellten sich Allergien auf Kaninchen, Tauben und Katze sowie auf Gräser heraus. Ferner war das Kind mit Viren, Bakterien und Pilzen sowie erbtoxisch (Tuberkulose) belastet. Die Kaninchen und die Tauben wurden in der Familie gehalten, mit der Katze hatte das Kind bei der Großmutter häufigen Kontakt. Die Gräserallergie stammte vom Heu, das die Eltern jeden Sommer selbst machen.
Die Kaninchenallergie wurde mit den invertierten Schwingungen von Kaninchenhaaren behandelt, die Taubenallergie mit den invertierten Schwingungen von Taubenfedern und Taubenkot, die Katzenallergie mit invertierten Katzenhaarschwingungen. In allen Fällen wurden die Substanzen der jeweiligen Tiere verwendet, auf die das Kind allergisch war. Bei den Gräsern hingegen wurde mit den jeweilig ausgetesteten Teströhrchen behandelt. Viren, Bakterien, Pilze und die tuberkulinische Belastung wurden ebenfalls mit den entsprechenden Teströhrchen behandelt.
Nach insgesamt 5 Behandlungen im Abstand von jeweils 2 Wochen hat das Kind keinen Asthmaanfall mehr gehabt, nunmehr seit 1/2 Jahr. Es geht ihm gut, und es lebt ganz normal ohne jede Einschränkung, als hätte es nie eine Allergie gehabt.

Erkrankungen von Leber und Gallenblase

Die Leber ist schmerzunempfindlich

Die Leber ist schmerzunempfindlich. Lediglich die Leberkapsel kann einen Dehnungsschmerz vermitteln. Deshalb werden weitreichende Funktionsstörungen der Leber (z. B. Störungen von Stoffwechsel- und Entgiftungsprozessen) oder organische Lebererkrankungen (z. B. Leberzirrhose) zumeist erst spät bemerkt. Schon deswegen ist eine energetische Diagnose als Früherkennung von Störungen und Schäden vorteilhaft.

Die Bioresonanztherapie ist auch bei Leber- und Gallenerkrankungen erfolgreich

Viele Erkrankungen der Leber und der Gallenblase sind mit der Bioresonanztherapie erfolgreich behandelbar, u. a. chronische Hepatitis, Gallenkoliken.

Ein Fallbeispiel:

Der Patient, 60 Jahre alt, litt unter akuten Schmerzen im Gallenbereich und am rechten Rippenbogen.
Die Behandlung der Schmerzen begann mit einer Farbtherapie. Anschließend folgte die BICOM-Behandlung mit individuell ausgetesteten Programmen und individualisierten Therapietropfen. Nach nur einer Behandlung waren die Schmerzen verschwunden, und sie blieben es.
Auch die vorher vorhandenen Schlafstörungen, die den Patienten seit Jahren plagten und die von keiner naturheilkundlichen Therapie wesentlich beeinflußt werden konnten, traten nicht mehr auf.

Erkrankungen von Magen und Darm

Hauptursachen von Magenerkrankungen

Die beiden allgemein bekannten Hauptursachen von Magenerkrankungen sind Ernährung und Psyche. Zu heißes, zu kaltes, zu fettiges, zu „schweres", nicht ausreichend gekautes und nicht genügend eingespeicheltes Essen belasten den Magen. Aber auch zahlreiche erkannte oder unerkannte Nahrungsmittelallergene reizen die Magenschleimhaut.
Direkt unter dieser liegt die Bindegewebsschicht mit ihren Blut- und Lymphgefäßen sowie den Nervengeflechten. Da diese die Produktion von Verdauungssäften steuern, beginnen funktionelle Störungen des Magens oft aufgrund nervlicher Belastungen. Dann wird von einem „nervösen Magen" gesprochen. Suchtmittel (Kaffee, Alkohol, Zigaretten) „nerven" die Magenschleimhaut zusätzlich.

Gute Erfolge bei Magenerkrankungen

Magenerkrankungen sind mit der Bioresonanztherapie gut zu behandeln.

Darmerkrankungen hängen häufig mit den Zivilisationskrankheiten Allergie und Darmpilz (Darmmykose) zusammen. Ihre Ursachen und Aulöser sind mit Bioresonanztestmethoden gut zu entschlüsseln und zu behandeln, wobei die Behandlung der Darmerkrankungen oft schwierig und langwierig ist. Speziell die als unheilbar geltenden Erkrankungen Morbus Crohn und Colitis ulcerosa werden häufig durch Nahrungsmittelallergien verursacht und können mit der Bioresonanztherapie entsprechend behandelt werden.

"Unheilbare" Darmentzündungen sind erfolgversprechend therapierbar

Andere mit der Bioresonanztherapie behandelbare Magen-Darm-Beschwerden sind Völlegefühl, Blähungen, Bauchschmerzen, Durchfall, Verstopfung, Magenschleimhaut- und Darmentzündungen sowie -geschwüre, Darmdysbakterie, Darmmykose, Darmfisteln, Hämorrhoiden.

Ein Fallbeispiel:

Der Patient, 52 Jahre alt, litt unter Symptomen von Morbus Crohn: Aufgeblähtsein, krampfartige Darmschmerzen, starke Durchfälle, absoluter Leistungsabfall. Außerdem hatte er häufig Heuschnupfen. Diese Beschwerden bestanden, wie er sagte, „solange ich denken kann". Er war deshalb auch „seit Urzeiten" in schulmedizinischer Behandlung, aber niemand konnte ihm wirklich helfen. Im letzten halben Jahr vor der Bioresonanztherapie hatte er deshalb jede Behandlung verweigert. Er glaubte einfach nicht mehr an Hilfe. Schließlich kam er aufgrund einer Empfehlung doch in die Bioresonanzpraxis.

Hier wurden neben dem bekannten Heuschnupfen auch eine Milch- und Weizenallergie ertestet. Seine Frau backte ihm immer Maiskuchen, den der Therapeut sofort vom Speiseplan strich, da er ihn ohnehin nicht vertragen konnte. Außerdem verbot ihm der Therapeut die „gesunden" selbstgebakkenen Brotsorten, auf die der Patient immer so starke Blähungen und Mundgeruch bekam.

Von Anfang an wurde er mit dem BICOM-Gerät und einem BICOM-Zusatzgerät (BICOM MRT[2]) behandelt, in wöchentlichem Abstand. Damit wurden die Allergie, die Störung der

Darmflora, die Magen-Darm-Geschwüre und der Magen behandelt.
Nach 15 Behandlungen fühlt sich der Patient unvergleichlich besser. Die Morbus-Crohn-Symptome sind verschwunden, und er kann nun so gut wie alles ohne Beschwerden essen. Auch der Heuschnupfen ist durch die Therapie von Milch- und Weizenallergien verschwunden, und den 1. Pollenflug hat er ohne Beschwerden überstanden.

Darmpilze (Darmmykosen)

Pilzkrankheiten haben sich in den letzten Jahren rasant ausgebreitet. Heute gilt nahezu ein Drittel der Bevölkerung der Bundesrepublik Deutschland als pilzinfiziert.
Die Medizin unterscheidet zwischen lokalen und systemischen Pilzkrankheiten. Eine örtlich begrenzte Mykose befällt nur bestimmte Gewebe (z. B. Darm oder Haut), eine systemische wird durch die Lymphe und/oder das Blut über den ganzen Organismus verteilt und setzt sich dann an bestimmten Organen fest (z. B. in Gelenken, Gehirn, Lunge).

Am gefährlichsten ist der Organpilzbefall

Der Befallsort täuscht allerdings über die tatsächliche Verbreitung des Pilzes hinweg. So kann ein Fußpilz durch Fuß-Hand-Mund-Kontakt schon auf den Darm übertragen worden sein, ein Darmpilz durch Schmierinfektion auf die Geschlechtsorgane.

Infektionswege

Die systemischen Mykosen sind besonders gefährlich, weil sie Organe befallen und zerstören können. Nach einer Statistik sterben in Deutschland jährlich 7000 Personen an solchen Pilzkrankheiten. Die Dunkelziffer dürfte noch höher liegen. Das zeigt, daß Pilzkrankheiten nicht bagatellisiert werden dürfen.

Pilzkrankheiten dürfen nicht bagatellisiert werden

Mykosen produzieren unspezifische Allgemeinsymptome und organbezogene Symptome: Die Allgemeinsymptome erstrecken sich von allgemeiner Abgeschlagenheit über allergische Reaktionen und allgemeine Abwehrschwäche bis zu Juckreiz und Leistungsstörungen; die organbezogenen Symptome betreffen die diversen Hauterkrankungen, Erkrankungen des Mund-Speiseröhre-Magen-Darm-Trakts, Gelenkerkrankungen, Atemtrakt- und Lungenerkrankungen, Leber-Gallenblasen-Erkrankungen, Genitalerkrankungen, Nerven-systemerkrankungen. Eine detaillierte Aufzählung der Symptome würde den Rahmen des Buches sprengen.

Gleichzeitige Zunahme von Mykosen und Allergien

Besonders auffällig ist die gleichzeitige Zunahme von Mykosen und Allergien. Das läßt einerseits vermuten, daß beide Krankheiten gemeinsame Ursachen haben könnten, andererseits deutet es auf eine gegenseitige Verstärkung dieser Krankheiten hin.

Ursachen von Darmpilzbefall

Gemeinsame Ursachen liegen beispielsweise in der sorglosen Verordnung und Einnahme nebenwirkungsreicher Medikamente und in der industrialisierten, zusatzstoffreichen Zivilisationskost. Die gegenseitige Verstärkung besteht darin, daß beide Krankheiten die Abwehr stark schwächen und sich damit gegenseitig Verbreitungschancen geben.

Hefepilze benötigen eine organische Kohlenstoffquelle

Hefepilze benötigen, um leben und sich vermehren zu können, eine organische Kohlenstoffquelle. Da sie Kohlenstoff nicht selbst bilden können, sind sie auf dessen Zufuhr durch Nahrungsmittel angewiesen. Dies geschieht z. B. durch zukkerhaltige Nahrungsmittel. Ideal für den Hefepilz sind Traubenzucker, Rohr-, Frucht- und Malzzucker, Weißmehl. Aber auch der raffinierte weiße Haushaltskristallzucker und der braune Zucker, Honig, Ahornsirup, zuckerhaltige Säfte, Süßigkeiten aller Art, Pralinen, Schokolade, Kekse, Kuchen, Marmelade, Gelees, Eis, Brötchen usw. sind für Hefepilze ein günstiger Nährboden, ganz generell zuckerhaltige Speisen sowie Speisen, denen Schimmelpilzkulturen zugesetzt werden.

Medikamente als Verursacher von Darmpilzerkrankungen

Bei den Medikamenten gelten Immunsuppressiva, Antibiotika und Ovulationshemmer als Wegbereiter für Mykosen.

Immunsuppressiva

- *Immunsuppressiva* (Medikamente zur künstlichen Unterdrückung von Abwehrreaktionen, wie Kortikoide und Antihistaminika) schwächen gezielt die körpereigene Abwehr, um starke Reaktionen zu blockieren, z. B. bei allergischen, rheumatischen und autoimmunen Erkrankungen sowie bei Organverpflanzungen. Die entzündungshemmende Unterdrückung der Abwehr (Immunsuppression) leistet jedoch gleichzeitig der Pilzausbreitung Vorschub.

Antibiotika

- *Antibiotika* (Medikamente zur Bekämpfung infektiöser Krankheiten, wie Penicillin und Tetrazykline) bekämpfen zwar Bakterien, schädigen aber gleichzeitig die lebensnotwendige Bakterienbesiedlung der Schleimhäute (Darmflora und Darmschleimhäute). Dadurch wird indirekt die Abwehrkraft geschwächt (das „Training" des Immunsystems durch bestimmte Darmbakterien wird verringert); die freigewordene ökologische Nische wird umgehend von Darmpilzen besetzt und die freigewordene Nahrung von ihnen aufgezehrt. Dies geschieht besonders bei Breitspektrumantibiotika.

Ovulationshemmer

- *Ovulationshemmer* (hormonhaltige Medikamente zur Verhinderung des Eisprungs, die Antibabypille) bilden durch die hormonelle Verschiebung einen günstigen Nährboden für Hefepilze.

Weitere Verursacher

Als weitere Verursacher von Mykosen sind zu nennen:

- Hormonveränderungen während der Pubertät und im normalen Menstruationszyklus sowie bei Menstruationsstörungen,
- andere Hormonpräparate, auch Schilddrüsenpräparate,
- Geschlechtsverkehr und Schwangerschaft,
- Fehlhygiene u. a. durch antibakterielle Seifen und parfümierte Toilettenartikel,
- Dysbakterie (geschädigte Schleimhautflora),
- Zuckerkrankheit (Diabetes mellitus),
- Allergien, z. B. auf Nahrungsmittel,
- Toxinbelastungen, z. B. durch Schwermetalle,
- Infektionen, z. B. Virusinfektionen durch Herpesviren,
- Abwehrschwächen, z. B. durch chronische Entzündungen (je massiver die Abwehrschwäche, desto dramatischer die Mykose),
- Unterversorgung mit bestimmten Vitaminen, wie z. B. Vitamin A, E oder C, Mineralien (Mengen- und Spurenelementen wie Selen, Germanium, Molybdän), Aminosäuren, Fettsäuren,
- psychischer Streß.

Risikogruppen

Wer kann pilzkrank werden? Grundsätzlich jeder in jedem Alter. Am anfälligsten sind allerdings Säuglinge und Kleinkinder, deren Abwehrsystem noch nicht ausgebildet ist, und chronisch Kranke sowie alte Menschen, deren Abwehr geschwächt ist. Bei den alten Menschen sind dies besonders die Bettlägerigen.

Pilzkrankheiten sind ansteckend

Pilzkrankheiten sind ansteckend, sie können sich zwischen Ehe- bzw. Lebenspartnern und familiär ausbreiten. Als Ansteckungsmöglichkeiten kommen z. B. Hand- und Mundkontakt, Geschlechtsverkehr, Wäsche, Schmierinfektionen, aber auch die Benutzung öffentlicher Toiletten in Betracht.

Hefepilze

Schnelle Ausbreitung im Körper

Hefepilze (z. B. Candida albicans) sind nach neuen Erkenntnissen für den Menschen immer schädlich. Ein positiver Befund im Darm oder auf den (Schleim-) Häuten ist immer ungünstig. Denn ihre Ausbreitung im Körper erfolgt oft sehr schnell, sie können sich im ungünstigsten Falle alle 20 Minuten verdoppeln. Weil sie die Schleimhautbarriere durchbrechen können, können sie über das Blut in die Organe eindringen – eine besonders gefährliche Situation. Außerdem schwächen sie das Immunsystem. Absterbende Hefepilze überschwemmen den Körper mit Pilzgiften, Pilzenzyme greifen die Abwehrzellen an.

Enge Beziehung zwischen Allergien und Hefe- sowie Schimmelpilzen

Hefepilze sind auch hochgradig an der Auslösung allergischer Reaktionen mitbeteiligt. Neueste Zahlen besagen, daß an etwa 80 % aller Allergien Hefe- und Schimmelpilze beteiligt sind. Wenig bekannt ist bei Therapeuten und Patienten die beschriebene, häufig auftretende Candida-Neurodermitis.

Schimmelpilze

Bei den *Schimmelpilzen* sind hauptsächlich die Sporen Verursacher von Erkrankungen. Sie lösen allergische Reaktionen der Haut (Ekzeme) und der Atmungsorgane (Asthma, allergischer Schnupfen) aus. Die Schwierigkeit ist, daß sie überall auftreten können, nicht nur im Haus in Teppichböden, Tapeten, Holzverkleidungen, alten Büchern, alten Stoffen, Zimmerpflanzen, Haustieren (besonders Vögeln), Luftbefeuchtern, Klimaanlagen, sondern ebenso im Freien. Besonders hier zeigt sich immer mehr, daß Schimmelpilze neben den Pollen und anderen luftgetragenen Allergenen für Inhalationsallergien mitverantwortlich sind.

Bei Bioresonanztherapeuten werden bestimmte Arten des Hefepilzes Candida und bestimmte Arten des Schimmelpilzes Aspergillus als die für die körpereigene Regulation gefährlichsten Pilzarten angesehen.

Die Krankheitserreger dringen vor allem mit der Atemluft durch den Atemtrakt und mit der Nahrung und dem Speichel durch den Mund-Magen-Darm-Trakt in den Körper ein. Die Abwehr der Schleimhäute wird aktiviert. Eine besondere Rolle spielen dabei die Schleimhäute des Darms: 70 % der körpereigenen Abwehr sind unmittelbar an die Stimulation der Abwehrfunktionen der Darmschleimhäute gebunden! Der Darm ist also nicht nur ein Organ zur Verarbeitung und Aufnahme von Nahrungsmitteln, sondern zugleich das größte Abwehrstimulationsorgan des Körpers.

Der Darm ist das größte Abwehrorgan des Menschen

Auf den Schleimhäuten der Bronchien, des Darms und der Vagina befinden sich ständig Bakterien, die als Bronchial-, Darm- und Vaginalflora bezeichnet werden. Sie sind neben dem Schleimfilm eine weitere Schutzeinrichtung gegen Eindringlinge und gelten darum als Teil des körpereigenen Abwehrsystems.

Wird dieses Zusammenspiel der körpereigenen Abwehr aus unterschiedlichen Gründen gestört, so entsteht die Darmdysbiose mit allen ihren Problemen. Die Therapie, die die Darmdysbiose wieder rückgängig machen soll, wird *Symbioselenkung* genannt.

Symbioselenkung

Therapie der Darmmykose am Beispiel Candida albicans

Der gestörte Darm ist mit seinen gestörten Verdauungs- und Abwehrfunktionen oft eine zentrale Ursache, besonders bei chronischen Erkrankungen. Deshalb kommt auch der Therapie des Darms besondere Bedeutung zu. Dabei geht es im einzelnen um

Ziele der Darmpilztherapie

- die Beseitigung der Darmpilze,
- die Wiederaufforstung des gestörten Darmmilieus (= Symbioselenkung),
- die Ausheilung der geschädigten Darmschleimhaut und
- die Reaktivierung des Darmwandlymphatikums (= der darmständigen Abwehr).

Totale Ausrottung der Darmpilze

In der Mykosetherapie muß die Beseitigung der Darmpilze das oberste Ziel sein. Ohne ihre vollständige Beseitigung besteht ständig die Gefahr einer erneuten Pilzausbreitung, besonders wenn nach der Therapie die Pilzdiät wieder gelokkert wird.

Die wirkungsvollste Methode zur Beseitigung lokalisierter Pilze scheint derzeit die Einnahme von Nystatin-Präparaten plus der Einsatz von invertierten Pilzschwingungen zu sein.

Nystatin hemmt die Vermehrung von Pilzen

Nystatin hemmt die Vermehrung von Pilzen, z. B. bei Candida albicans. Bei systemischen Pilzen müssen systemische Pilzpräparate angewendet werden.

Zur Unterstützung des Kampfes gegen Pilze müssen gegebenenfalls auch sog. Autonosoden der Mykose eingesetzt werden, also Präparate, die aus den Darmpilzen des Patienten hergestellt werden.

Parallel zur „Ausrottung" der Pilze im Körper und auf der Körperoberfläche durch ihre Vermehrungshemmung erfolgt ihre „Aushungerung" durch eine spezielle Pilzdiät. Hierbei wird gewöhnlich die Pilzdiät nach Prof. Dr. Hans Rieth zugrundegelegt.

Kohlenhydrate meiden!

Bei der Pilzdiät geht es in erster Linie darum, Kohlenhydrate strikt zu meiden, wie Zucker und zuckerhaltige Produkte, Kartoffeln, Nudeln, Reis usw., außerdem müssen Schimmelpilz-haltige Produkte gemieden werden. Schweinefleisch muß ja wegen seiner generellen lymphtoxischen Wirkung ohnehin strikt gemieden werden.

Die Pilzdiät muß ohne jede Kompromisse eingehalten werden, sonst wäre die Vermehrungshemmung durch Nystatin aufgrund der hohen Wachstumsrate der Pilze schnell wieder zunichte gemacht. Durch eine individuell angepaßte Ernährung müssen Mangelerscheinungen ausgeglichen und vermieden werden; unter Umständen müssen akute Mängel durch eine orthomolekulare Therapie (s. Glossar) behoben werden.

Die Abwehrkräfte wiederherstellen!

Parallel zu Pilzhemmung und Pilzdiät muß die Abwehr aufgebaut werden. Der Grund hierfür sind besonders die Pilzenzyme, die als Pilzgifte die Abwehr angreifen, indem sie die Abwehrkörper zerstören und damit unwirksam machen. Diesem Abbau der Abwehr muß mit einem gezielten Aufbau begegnet werden. Außerdem müssen die Pilzenzyme, die die Immunkörper zerstören, in ihrer Aktivität gehemmt werden. Gleichzeitig sollten die Entgiftungs- und Entschlackungsorgane Leber, Niere, Lymphe und Blut unterstützt werden. Besonders wichtig ist es auch, die im Körper angesammelten Gifte und Schlacken durch Trinken von 1–1 1/2 Liter mineralarmen stillen Wassers pro Tag (z. B. Volvic Mineralwasser oder Umkehrosmose-Wasser) auszuleiten.

Viel mineralarmes Wasser trinken!

Darmspülungen sind sinnvoll

Darmspülungen (Colon-Hydro-Therapie) sind sinnvoll, weil dabei der ganze Dickdarm durchgespült wird, der pilzhaltige Kot entfernt wird und auch Pilznester in den Darmausstülpungen (Darmkrypten) mit ausgespült werden. Blähende Nahrung weitet die Darmkrypten und läßt das Wasser der Colon-Hydro-Therapie bis in die Tiefe dringen.

Wiederaufbau der Darmflora

Etwa 3 Wochen nach Beginn der antimykotischen Therapie kann bereits die gestörte Darmflora wiederaufgebaut werden. Dies ist besonders dann notwendig, wenn der Entstehung der Darmmykose eine antibiotische Therapie voranging, bei der sowohl krankmachende Bakterien als auch gesunde Darmbakterien abgetötet wurden.

Patienten, die bereits eine Darmsanierung durchgeführt haben, wissen, daß es hier besonders um die Leitbakterien Laktobazillen und Bifidobakterien sowie Kolibakterien geht. Zu ihrer Wiederansiedlung im Darm stehen verschiedene Präparate zur Verfügung.

Die Darmschleimhaut und das Darmwandlymphatikum sollten mit regenerierenden Organpräparaten stabilisiert werden.

Pilzenzyme schädigen Abwehrkörper

Bioresonanztherapie inaktiviert Pilzenzyme

Wie erwähnt, lähmen Pilzenzyme (Mykoenzyme) die körpereigene Abwehr. Nach bisher gesammelten Erfahrungen scheint die Bioresonanztherapie die Pilzenzyme und ihre Aktivitäten dergestalt zu verändern, daß sie für die körpereigene Abwehr nicht mehr gefährlich sein können, weil sie die Fähigkeit verlieren, die Antikörper (Immunglobuline) zu zerstören. Deswegen ist der Einsatz der Bioresonanztherapie auch in der Pilztherapie notwendig. Ohne Hemmung der Pilzenzyme ist häufig kein Therapieerfolg zu erzielen!

Darüber hinaus wird der Organismus durch die Bioresonanztherapie mit den körpereigenen Schwingungen abwehrsteigernd gestärkt. Auch die Verabreichung der invertierten Schwingungen der ausgetesteten Pilze auf die Reflexzonen der belasteten Organe ist eine zentrale und ursächliche Therapiehilfe.

Die invertierten Pilzschwingungen können zur Einnahme bzw. Einreibung auf Reflexzonen auf spezielle mineral- und huminhaltige BICOM-Tropfen und BICOM-Öle übertragen werden.

Ganzkörperliche Pilztherapie

Natürlich müssen Mund-, Haut- und Nagel- sowie Vaginalmykosen mittherapiert werden, um Rückfallinfektionen des Darms zu vermeiden.

Vorsorge

Abschließend ist zu bemerken, daß der Patient zukünftig die Ursachen, die zur Mykose geführt haben, vermeiden sollte, soweit es möglich ist. Hiermit sind kritiklose Immunsuppressiva-, Antibiotika- und Ovulationshemmer-Medikationen gemeint und eine unüberlegte Ernährung.

Statt dessen sollte mehr zu naturheilkundlichen Therapien und unbelasteten Nahrungsmitteln gegriffen werden. Auch sollte mehr auf gesundheitsbelastende Umwelttoxine und -allergene geachtet werden. Dies ist die beste Vorsorge gegen Rückfälle.

Ein Fallbeispiel:

Die Patientin, 59 Jahre alt, kam nach dreimonatiger Behandlung bei einem Dermatologen in die Praxis des Bioresonanztherapeuten. Ihre Füße und Beine waren bis in Kniehöhe mit einer dicken Schorfschicht bedeckt, ebenso die Hände. Außerdem war die Haut der Patientin hochrot entzündet. Der Hautarzt hatte sie mit Kortison behandelt und damit eine scheinbare Besserung erzielt, die jedoch nur kurze Zeit anhielt. Sobald das Kortison abgesetzt wurde, stellte sich der alte Zustand wieder ein. Was der Facharzt nämlich nicht erkannte, war, daß es sich hier um eine Mykose handelte. Zur Sicherheit nahm der Bioresonanztherapeut einige Hautschuppen ab und schickte sie zum Labor Dr. Hauss. Der Be-

fund war wie erwartet. Es handelte sich um eine Candidamykose, die auch noch mit einer Infektion von Trichophytum rubrum einherging.
Als Erstbehandlung erhielt die Patientin eine Eigenblutinjektion, dann ein naturheilkundliches Mittel zum Einreiben. Dazu kam bei diesem schweren Beschwerdebild die Mykosebehandlung mit der Bioresonanztherapie. Nach 16 Behandlungen waren die Symptome vollständig abgeklungen. Es kam zu keinerlei Rückfällen.
Es bleibt noch anzumerken, daß der Therapeut der Patientin empfahl, die alten Strumpfhosen zu vernichten und die gesamte Unterwäsche und die Socken, auch die ihres Mannes, mit einem pilztötenden Mittel zu behandeln und anschließend auszuwaschen. Damit schloß er Rückfälle durch erneute Ansteckungen weitgehend aus.

Darmdysbakterien

Die Mikroorganismen des Darmtrakts beeinflussen das Abwehrsystem und die Stoffwechselleistungen in vielfältiger Weise.
Einige aerobe (auf das Vorhandensein von Sauerstoff angewiesene) und anaerobe (ohne Sauerstoff lebende) Keime, wie Proteus, Clostridien, Escherichia coli und Staphylokokken, können einfache Dysbiosen (also bakterielle Fehlbesiedlungen des Darms) oder in unterschiedlichen Kombinationen Mischdysbiosen verursachen.

Ursachen

Aber auch Immunsuppressiva, Antibiotika, Ovulationshemmer, ionisierende Strahlen, Umweltgifte, Schwermetalle und andere toxische Substanzen sowie schwere Darminfektionen mit Darmentzündungen und Darmmykosen können Dysbiosen verursachen.
Ernährung mit denaturierten, industriell bearbeiteten Nahrungsmitteln, einseitige Ernährung und Nahrungsmittelallergene tragen zu Dysbiosen bei. Psychische Probleme und chronischer Disstreß verstärken die Störfaktoren.

Symptome

Völlegefühl, Zwerchfellhochstand, Herzbeschwerden, Blähungen,

Colitis ulcerosa und Darmkrämpfe lassen an Dysbiosen denken.

Therapie

Ist eine entsprechende Diagnose gestellt, erfolgt die mehrphasige Therapie, diesmal ohne BICOM-Gerät. In einer Vorphase werden Präparate abgetöteter symbiontischer Mikroorganismen verabreicht, in der 1. Therapiephase Präparate lebender Laktobazillen und Bifidobakterien. Eine Autovakzinetherapie (mit homöopathisierten pathogenen Bakterien) verringert die Anzahl pathogener Bakterien im Darm. In der 2. Therapiephase werden Präparate lebender Kolibakterien verabreicht, eventuell zusätzlich Autovakzine.

Erkrankungen von Nieren und Harnblase

Aufgaben der Nieren

Die Nieren haben drei lebenswichtige Aufgaben zu erfüllen:

- Sie befreien den Körper von Harnsäure, Harnstoff, Kreatinin und anderen Endprodukten des Stoffwechsels.
- Sie scheiden Toxine aus.
- Sie regulieren die Zusammensetzung des Blutes durch die Aufrechterhaltung des Wasser- und Elektrolythaushalts und des Säure-Basen-Gleichgewichts.

Vielfältige Ursachen

Die Ursachen der Erkrankungen von Nieren und Blase sind vielfältig. Von Allergenen und Toxinen über mikrobielle Infektionen bis zu Stoffwechselstörungen ist eine Vielzahl von Ursachen für die unterschiedlichen Affektionen verantwortlich zu machen. Die Bioresonanztherapie richtet sich nach den ursächlich belastenden Störfaktoren.

Ein Fallbeispiel:

Die Patientin, 28 Jahre alt, kam wegen einer chronischen Blasenentzündung in die Praxis. Mit 15 Jahren war der Blinddarm herausgenommen worden, seit vielen Jahren litt sie unter zeitweise auftretenden Blasenentzündungen, seit 2 Jahren verstärkt. Trotz allopathischen Medikamenten hatte sie ständig Blasenschmerzen.

Bei der 1. Behandlung wurde eine Grundtherapie gegeben,

gefolgt von einem Programm zum Ausgleich des chronisch-degenerativ gestörten Blasenmeridians und einer Entstörung der Blinddarmnarbe.
Die 2. Therapie begann erneut mit einer Grundtherapie, die auch diesmal an ihre aktuelle energetische Situation angepaßt war. Es folgten eine 2. Narbenentstörung und Bach-Blüten-Tropfen entsprechend Austestung.
Bei der 1. Narbenentstörung gab die Patientin stechende Schmerzen im ganzen rechten Unterbauch an. Bereits bei der 2. Behandlung war sie ohne Blasenbeschwerden. Ein telefonischer Kontakt über 1 Jahr später ergab, daß sie vollkommen beschwerdefrei geblieben ist.

Migräne

Starke Kopfschmerzen

Das charakteristischste Symptom der Migräne ist der anfallsartig auftretende starke Kopfschmerz. Er wird durch Krämpfe der Gehirnblutgefäße ausgelöst, die von einer Weitstellung der Gefäße gefolgt werden. Die gegen Migräne eingesetzten Hausmittel (z. B. Kaffee) und Medikamente (z. B. Ergotamine) mögen im akuten Anfall zwar wirken, können die Erkrankung aber nicht heilen. Daraus ist ersichtlich, daß die Gefäßreaktion nicht die eigentliche Ursache der Migräne ist, sondern das Symptom einer ihr zugrunde liegenden Erkrankung.
Können uns die anderen Migränesymptome diesen Ursachen näherbringen?
Viele Migränekranke verspüren beim Anfall Magendruck oder leiden unter Erbrechen, und bestimmte Nahrungsmittel, wie z. B. Kaffee, Alkohol, schwarzer Tee und Schokolade, können akute Migräneanfälle auslösen.
Liegt des Rätsels Lösung in den Nahrungsmitteln? Könnte Migräne die Folge einer Nahrungsmittelallergie sein?
Klinische Ökologen und Bioresonanztherapeuten haben sich eingehend mit dieser Vermutung befaßt. Ihr Ergebnis ist: Migräne *kann* von Nahrungsmitteln ausgelöst werden!

Migräne durch Nahrungsmittel

Oft können diese Allergene schon direkt mit Allergen-

ampullen ausgetestet werden. Bei der Migränediagnose geht es primär um die täglich oder sehr häufig gegessenen Nahrungsmittel, wie Sie das ja bereits gelesen haben, aber auch um sehr selten gegessenen Nahrungsmittel, denn auch diese können akute Allergiereaktionen bewirken (der Patient ist dann in der Alarmphase). Die als Allergene erkannten Nahrungsmittel können dann therapiert werden.
Es ist ebenfalls zu berücksichtigen, welche Störfaktoren zur allergischen Disposition des Patienten geführt haben. Dieses Thema wurde bereits besprochen.

Weitere Ursachen

Als weitere, Migräne verursachende und auslösende Faktoren sind zu nennen: hormonelle Störungen, das Halswirbelsäulensyndrom, Entzündungen z. B. der Gallenblase, der Nasennebenhöhlen usw. Diese und andere mögliche Ursachen und Auslöser sollten bei der Behandlung der Migräne berücksichtigt und ausgetestet, gegebenenfalls behandelt werden.

1. Fallbeispiel:

Die Patientin, 45 Jahre alt, litt seit 8 Jahren an starker Migräne mit Erbrechen, Schwindel usw.
Die Allergietestung zeigte eine Unverträglichkeit von Kuhmilch, Käse, Tomaten und Kaffee. Zunächst wurde das zentrale Allergen Kuhmilcheiweiß therapiert, dann folgte eine Therapie des beteiligten Magens. Danach wurden die anderen Allergene wie Kaffee und Käse gelöscht.
Seit der Allergietherapie hat sie keine Migräneanfälle mehr.

2. Fallbeispiel:

Die Patientin, 28 Jahre, litt seit längerer Zeit an schweren Migräneanfällen, die sie total mattsetzten. Besonders bei Föhn waren die Beschwerden unerträglich. Die Untersuchung ergab, daß die Patientin 17 Amalgamfüllungen und einen toten Zahn im Mund hatte.
In 5 Sitzungen wurde das Amalgam entfernt und durch neutralen Zement ersetzt. Der tote Zahn wurde gezogen. (Der

Therapeut ist Zahnarzt.) Diese Sanierungsmaßnahmen wurden von bioresonanztherapeutischen Maßnahmen begleitet, ferner von homöopathischen Mitteln.
Nach der Entfernung des gesamten Amalgams trat keine Migräne mehr auf, selbst bei Föhn nicht.

Kinderkrankheiten

Kinderkrankheiten haben auch ihr Gutes

Kinderkrankheiten sind nicht nur Ärgernisse für Kinder und Eltern – bei hohem Fieber zudem gefährlich –, sondern sie haben auch ihr Gutes: Sie trainieren die Abwehr des Körpers, sie fördern den Aufbau der Abwehrsysteme. Eine Verabreichung von Antibiotika unterbricht diesen Aufbau und kann bei Wiederholungen zur Blockade der Abwehrsysteme führen. Damit sind dann Tür und Tor geöffnet für weitere Erkrankungen.
Deswegen sollten Antibiotika besonders bei Kinderkrankheiten nur in wirklichen Notfällen eingesetzt und nicht zur Routinetherapie werden. Es gibt wahrhaftig genug andere Möglichkeiten, risikoarm und wirkungvoll zu behandeln.

Kinderkrankheiten sind eine Domäne der Bioresonanztherapie

Eine davon ist die Bioresonanztherapie; die Behandlung von Kinderkrankheiten ist geradezu eine ihrer Domänen.
Die zeitgemäßen Themen der Abwehrschwäche und der Infektanfälligkeit spielen schon in der Kinderheilkunde eine große Rolle. Besonders häufig sind junge Mädchen bei akuten und chronischen Blasenentzündungen oft alle paar Monate in konventioneller Behandlung. Die dann oft kritiklos eingesetzten Antibiotika verhindern dann die Ausbildung der körpereigenen Abwehr und machen die Kinder immer anfälliger.
Mit der Bioresonanztherapie hingegen kann die körpereigene Abwehr entlastet werden, und sie hat Zeit, sich zu entwickeln. Mit erneut auftretenden Erkrankungen wird sie jetzt in den meisten Fällen allein fertig.
Dadurch wird das Kind widerstandsfähiger und robuster, und die allgemeine Konstitution verbessert sich.
Das Spektrum der Erkrankungen, bei denen die Bioreso-

Breitgefächertes Indikationsspektrum

nanztherapie in der Kinderheilkunde eingesetzt werden kann, ist breit: akute und chronische, funktionelle und organische Erkrankungen, auch Erkrankungen, die sich erst andeuten und die sonst in diesem Stadium nicht therapierbar wären.
Mit der Bioresonanztherapie können akute Infekte wie Schnupfen, Nasennebenhöhlenentzündungen, Mittelohrentzündungen, Rachenentzündungen, Lungenentzündungen, Magenerkrankungen, Verdauungsstörungen, Magenschleimhautentzündungen, Darmentzündungen und Pseudokrupp behandelt werden, aber auch ihre chronischen Formen, und ganz besonders erfolgversprechend natürlich Allergien.

Das hyperaktive Kind

Für ihre Umgebung sind sie rechte Quälgeister, für ihre Therapeuten oft ein Rätsel: die hyperaktiven Kinder. Zappelig springen sie von einem Stuhl zum anderen, werfen ungeschickt Gegenstände vom Tisch, bringen mit ihrer Umtriebigkeit die ganze Familie durcheinander und stören im Unterricht Lehrer und Mitschüler. Sie werden als „ungezogen“ oder als frech beschimpft, und sie gelten als psychisch gestört. Doch damit werden sie verkannt, denn ihr Verhalten ist krankhaft.
Hyperaktive Kinder haben einen krankhaft übersteigerten Bewegungsdrang bei gleichzeitiger psychischer Unruhe. Zu ihrer Beschreibung gehört eine Vielzahl Symptome, und wenn man viele Einzelsymptome zusammenfaßt, nennt man den entstehenden Symptomenkomplex ein *Syndrom*.

Hyperkinetisches Syndrom

Entsprechend wird das Krankheitsbild der hyperaktiven Kinder *hyperkinetisches Syndrom* (HKS) genannt. Es umfaßt ein Bündel von Symptomen, die alle mit übermäßiger Bewegungsaktivität und psychischer Unruhe zu tun haben.
In Anlehnung an die Keith-Conners-Skala zeichnen sich hyperaktive Kinder durch folgende Symptome aus, die natürlich nicht alle gleichzeitig auftreten müssen:

Zappeliger geht's nicht

- Sie sind unruhig, zappelig, impulsiv, überaktiv;
- ihre Unruhe ist nicht zielgerichtet;

- sie können nicht stillsitzen;
- sie stören andere Kinder;
- sie führen Angefangenes nicht zu Ende;
- sie haben Schlafstörungen;
- die Schrift ist kritzelig, chaotisch, im Extrem fast unlesbar;
- sie bewegen sich ungeschickt;
- sie sind leicht ablenkbar, unkonzentriert;
- ihre Wünsche müssen sofort erfüllt werden;
- sie sind leicht frustrierbar;
- sie weinen häufig;
- ihre Stimmung wechselt rasch und extrem;
- sie neigen zu Wutausbrüchen und unvorhersagbarem Verhalten;
- es entwickeln sich „Eßsüchte" nach Schokolade, Kuchen, Milch, Limonaden, Pommes frites usw.

Vererbung

Wahrscheinlich liegt der Entstehung des HKS eine genetische Disposition (Vererbung) zugrunde. Bei genetisch identischen eineiigen Zwillingen sind fast immer beide hyperkinetisch. Bei zweieiigen Zwillingen und Geschwistern eines hyperkinetischen Kindes beträgt die Wahrscheinlichkeit, daß die Geschwister des hyperkinetischen Kindes auch hyperkinetisch veranlagt sind, immerhin noch 50 %. Wirken auf diese vorgeprägten Kinder noch stark belastende Störfaktoren ein, dann ist die Ausbildung des HKS wahrscheinlich.

Nach Angaben des Heilpraktikers Roland Schroeder können als Hauptstörfaktoren auftreten:

Hirnorganische Störungen

- *Hirnorganische Störungen:* Während der Schwangerschaft sowie während und nach der Geburt können Schädigungen des Nervensystems auftreten, die das hyperkinetische Syndrom fördern. Bei neurochemischen Hirnschädigungen kann eine Störung im Phosphatstoffwechsel eine wichtige Ursache des hyperkinetischen Syndroms darstellen.

Allergische Belastungen

- *Allergische Belastungen:* Bei fast allen hyperaktiven Kindern lassen sich allergische Belastungen nachweisen. Diese werden primär durch Nahrungsmittelallergien und unverträgliche Nahrungsmittelzusatztoffe hervorgerufen. Hierbei stehen Kuhmilcheiweiß, Weizen, Eiklar, Zucker, Schokolade, der Candida-Hefepilz und Salizylsäure an den ersten Stellen, ferner Phosphate, Farbstoffe, Konservierungsstoffe, Emulgatoren, Glutamate, Süßstoffe und Fluor.

Toxische Belastungen

- *Toxische Belastungen:* Ererbte Belastungen und während der Schwangerschaft von der Mutter übertragene Toxine scheinen den größten Ursachenkomplex für hyperkinetische Entwicklungsstörungen darzustellen. Dabei scheint die vorgeburtliche Nikotinübertragung rauchender Eltern auf den Fötus eine ganz zentrale Rolle zu spielen, ferner von der Mutter während der Schwangerschaft eingenommene Medikamente (z. B. Wehenhemmer), Amalgambelastungen. Weitere toxische Belastungen entstehen durch Schwermetalle, Umweltgifte, Pestizide.

Mikrobielle Belastungen

- *Mikrobielle Belastungen:* Viren und Bakterien können starke Belastungen darstellen, die das Regulationssystem empfindlich stören. Direkt krankheitsfördernd sind Darmpilze (Hefe- und Schimmelpilze) und Fehlbesiedlungen des Darms mit pathologischen Bakterien.

Geopathische und...

- *Geopathische Belastungen:* Viele hyperaktive Kinder sind geopathisch belastet.

...elektromagnetische Belastungen

- *Elektromagnetische Belastungen:* Elektromagnetische Felder stören u. a. die hormonellen Regelungszentren im Gehirn. Dadurch kommen u. a. Stoffwechselstörungen zustande, die zu Störungen des inner- und außerzellulären Mineralstoffhaushalts führen können, wodurch die Symptomatik verstärkt wird.

Ernährung

- *Ernährung:* Parallel zur Umstellung der Ernährung zu Fertiggerichten und industriell bearbeiteten Nahrungsmitteln nahmen Allergien und Hyperaktivität zu. Ein Zusammenhang ist zu vermuten, besonders wegen der zunehmenden Überempfindlichkeit gegenüber Nahrungsmittelzusatzstoffen bei hyperaktiven Kindern, wie sie bereits unter „allergische Belastungen" aufgeführt wurden.

Mineralstoffdefizite

- *Mineralstoffdefizite:* Fast alle hyperaktiven Kinder haben aufgrund ihrer Belastung eine allgemeine Störung im

Mineral- und Vitaminhaushalt. Besonders häufig treten Mangelerscheinungen bei Zink, Kalzium, Magnesium, Natrium, Kalium und dem Vitamin-B-Komplex auf.

Stoffwechselstörungen

- *Stoffwechselstörungen:* Eine mögliche Ursache des hyperkinetischen Syndroms ist die Überflußzufuhr von Phosphaten durch Cola-Getränke, Schokolade, Wurstwaren usw. Oft liegt aber keine überschüssige Zufuhr zugrunde, sondern eine Phosphat-Stoffwechselstörung. Diese kann wiederum zu Störungen der Bauchspeicheldrüse führen.

Seelische Belastungen

- *Seelische Belastungen:* Abtreibungsversuche sowie die Ablehnung des Kindes durch die Eltern können das hyperkinetische Syndrom verstärken.

Aufgrund der Vielzahl möglicher Ursachen ist für Diagnose und Therapie eine genaue Testung der Störfaktoren nötig.

Medikamentöse Therapie

Bei der Therapie des hyperaktiven Kindes bringt eine rein medikamentöse Therapie nicht den gewünschten Erfolg, auch nicht eine rein ernährungsorientierte oder rein psychologische. Aufgrund der Vielzahl möglicher Ursachen ist ein ganzheitlicher Ansatz notwendig. Grundlage sind eine ausführliche Anamnese und sorgfältige Testungen. Unter Berücksichtigung der Bioresonanztherapie könnte ein Behandlungsplan folgende Bereiche umfassen:

Ganzheitlicher Therapieplan

- Therapie der allergischen Belastungen,
- Therapie der toxischen Belastungen,
- Therapie der mikrobiellen Belastungen,
- Therapie der geopathischen Belastungen,
- Therapie der elektromagnetischen Belastungen,
- Therapie der Darmmykose,
- Therapie der Darmdysbakterie,
- Therapie der Stoffwechselstörungen,
- Ausgleich der Ernährungsdefizite,
- Therapie belasteter Organe,
- Therapie der chronischen Störfelder,
- Therapie der seelischen Belastungen.

Als Begleit- oder Nachfolgetherapien können je nach Lage Bewegungstherapie, kinesiologische Übungen, Bach-Blüten-Therapie, konstitutionelle Therapie mit homöopathischen Einzelmitteln, spezifische Allergiediät und Ausscheidungsorgane unterstützende homöopathische oder phytotherapeutische Mittel sinnvoll sein.

Frauenkrankheiten

Hormonell und vegetativ bedingte Beschwerden

Zur Frauenärztin oder zum Frauenarzt kommen täglich Patientinnen mit hormonellen und neurovegetativen Störungen. Dabei geht es zum Beispiel um Menstruationsbeschwerden oder Fruchtbarkeitsstörungen. Die Patientinnen berichten über begleitende Störungen, wie gelegentliche Kopfschmerzen, Herzbeschwerden, Kreislaufstörungen, Magen- und Darmbeschwerden, Stimmungs- und Gewichtsschwankungen, also Symptome, die auf umfassende Regulationsstörungen von Hypothalamus und Hypophyse schließen lassen.

Ein Fallbeispiel:

Die junge Frau litt seit Jahren unter krampfartigen Menstruationsbeschwerden. Sie hat eine sehr kleine, unterentwickelte Gebärmutter. Während der Periode bekam sie starke Krämpfe und mußte stets für 2 Tage das Bett hüten, mit einer Wärmflasche auf dem Bauch. Häufig plagte sie auch Brechreiz. Bisher konnten ihr weder die Homöopathie noch hormonelle Behandlungen helfen.
In die Praxis kam sie dann mit akuten Periodenschmerzen. Nach der Grundtherapie wurde sie mit einem speziellen BICOM-Menstruationsprogramm behandelt, in das auch ihr Periodenblut einbezogen wurde. Bereits nach der Therapie hatten die Schmerzen deutlich nachgelassen. Zur Sicherheit wurde sie am nächsten Tag aber noch einmal behandelt.
Bei der nächsten Periode berichtete die junge Frau, daß die Beschwerden längst nicht mehr so stark waren. Sie wurde erneut wie geschildert therapiert und ist seitdem so gut wie beschwerdefrei geblieben.
Für den behandelnden Frauenarzt war dies kein Einzelfall.

Er berichtete, daß er fast allen seinen Patientinnen mit ähnlichen Beschwerden mit der Bioresonanztherapie erfolgreich helfen kann.

Tumorerkrankungen

Bioresonanztherapie als Krebsbegleittherapie

Wenn wir vom gesicherten Wissen ausgehen, daß alle Erkrankungen von disharmonischen Schwingungen begleitet werden und deren Reduzierung oder Löschung dem körpereigenen Abwehrsystem zumindest eine Entlastung bringen kann, dann müßte die Bioresonanztherapie auch in der Krebsbehandlung einsetzbar sein. Tatsächlich hat sich dies in Praxen mit Krebspatienten als richtig erwiesen. Deswegen will ich über zwei von mehreren erfolgreichen Bioresonanz-Krebstherapien berichten. Die bisherigen Erfolge können Hoffnungen auf mögliche Verbesserungen der üblichen Krebstherapien bewirken.

1. Fallbeispiel:

Bei einer 34jährigen Patientin hatte der Frauenarzt durch Ultraschall einen walnußgroßen Tumor in der rechten Brust diagnostiziert (Mammasarkom). Er verlangte eine sofortige Operation, da nach Punktion die Bösartigkeit der Geschwulst feststand. Die Patientin bestand aber auf einer Bioresonanztherapie. Die vom BICOM-Therapeuten eingangs gemachte Decoderaufnahme zeigte im Kopf-Brust-Bereich entzündliche Zeichen.
Die Patientin wurde dreimal pro Woche behandelt. Zunächst erhielt sie einen Monat lang ein ausgetestetes Grundprogramm und im Anschluß daran ein spezielles unterstützendes Krebsprogramm. Je nach Testung wurden zusätzlich körpereigene Stoffe, wie Speichel, Blut, Urin oder Stuhl, eingesetzt.
In den folgenden 6 Monaten wurde sie mit individuellen Programmen und ausgetesteten Körpersubstanzen sowie überschwungenen Krebsnosoden behandelt. Zusätzlich wur-

den mit dem BICOM-Gerät Virusbelastungen therapiert und stabilisierende Stoffe eingeschwungen, auch ihr Candidabefall wurde behandelt. Eine ergänzende Therapie mit dem MULTICOM-Gerät (s. Glossar) erwies sich als sinnvoll.
Während der 1. Therapiewoche bekam die Patientin eine starke eitrige Akne im Gesicht und auf der Brust, die sich erst 5 Monate später verlor.
8 Monate nach Behandlungsbeginn war sie erneut bei ihrem Frauenarzt, der per Ultraschall keinen Tumor mehr feststellen konnte. Sie wurde aber vom Bioresonanztherapeuten noch so lange weiterbehandelt, bis auch das Decoderbild einwandfreie Zeichen zeigte.

2. Fallbeispiel:

Der 34jährige Mann litt seit etwa 1/2 Jahr an einem Hodgkin-Lymphom (einer bösartig verlaufenden Krankheit des lymphatischen Systems) . Er war klinisch mit einer Chemotherapie behandelt worden – er hatte seine Haare verloren, sah grau und so elend aus, daß die Bioresonanzärztin zunächst nicht glaubte, ihm überhaupt noch helfen zu können.
Die Therapeutin ging den Fall sehr vorsichtig an. Zunächst legte sie ihre Therapieziele fest:

- Stärkung des Immunsystems,
- Beeinflussung der Anämie,
- Schaffen eines neuen Lebensmuts.

In der Therapie setzte sie das spezielle begleitende BICOM-Tumorprogramm sowie das BICOM-Eisenstoffwechselprogramm ein, ferner mehrere andere Programme zur Basistherapie. Zusätzlich erhielt der Patient naturheilkundliche Medikamente. Bei der 2. und 3. Behandlung wurden eine Therapie mit dem MULTICOM-Gerät und eine Fußzonenreflexmassage hinzugenommen.
Bereits nach der 1. Behandlungswoche hatte der Patient sein graues, fahles Aussehen weitgehend verloren. Nach der 3. Behandlung wurde er aus der Bioresonanzbehandlung in die klinische Therapie entlassen.
Als er nach 10 Wochen zur nächsten Behandlungsserie in

die Praxis kam, traute die Ärztin ihren Augen kaum: Vor ihr stand ein junger Mann mit kräftigem schwarzem Haar – ein Mann, dem man seine Erkrankung äußerlich nicht mehr ansehen konnte. Auch die Laborwerte hatten sich fast normalisiert.

Nun wurde eine 2. Behandlungsserie durchgeführt, die den Patienten wieder einen Schub nach vorne brachte.

Die nächste Behandlung war 4 Monate später vorgesehen. Kurz vor diesem Zeitpunkt rief der Patient an, daß ihn die Klinik als „geheilt“ entlassen habe.

Diese Behandlungssystematik hat sich inzwischen in vielen Fällen als erfolgversprechend erwiesen.

Die Zähne

Zahn- und Kiefererkrankungen können Heilerfolge blockieren

Bei chronischen Krankheiten wird oft versäumt, den Mund- und Kieferbereich in Diagnose und Therapie einzubeziehen. Davon hängt aber häufig die Genesung ab.

Der energetisch-informationelle Bezug zwischen Zähnen und Organen ist den meisten naturheilkundlich orientierten Behandlern bekannt. Tote Zähne, Zahnwurzelspitzengeschwüre, Kieferknochenentzündungen und Amalgam- bzw. Palladiumbelastungen sowie andere unverträgliche Mund- und Zahnmaterialien können die den Zähnen zugeordneten Organe so stark belasten, daß ohne ihre Sanierung eine erfolgreiche Therapie nicht möglich ist.

Wechselwirkungen zwischen Zähnen und Organen

Mit der Bioresonanztherapie können diese Störfaktoren gefunden und von einem biologisch arbeitenden Zahnarzt behoben werden. Zusätzlich kann mit der Bioresonanztherapie die Wundheilung nach Zahnextraktionen und Operationen beschleunigt werden, und neu zu implantierende Zahnmaterialien können vorher auf ihre Verträglichkeit überprüft werden.

Fallbeispiel:

Die Patientin klagte über ständig herausspringende Halswirbel, die Unfähigkeit, den Kopf seitlich zu drehen, und das Gefühl, daß sich ihr Herz wie von einer Klammer umgeben anfühlte. Ärztlicherseits waren nur hin und wieder Extrasystolen ohne pathologische Bedeutung nachgewiesen. Deswegen wurde der Patientin geraten, sich einer psychiatrischen Behandlung zu unterziehen, was sie verständlicherweise ablehnte.

Der beim Bioresonanztherapeuten durchgeführte Test zeigte eine deutliche Amalgambelastung sowie eine chronische Nasennebenhöhlenentzündung. Auf Wunsch der Patientin sollte die Therapie nur mit den unbedingt notwendigen Medikamenten durchgeführt werden. Daher führte der Therapeut, um die akuten Beschwerden zu lindern, in der ersten Zeit der Behandlung neben der Bioresonanztherapie eine Neuraltherapie durch.

Die Patientin wurde zunächst mit einem BICOM-Therapieprogramm für chronische Nasennebenhöhlenentzündungen und einer Nasennebenhöhlennosode behandelt. Zusätzlich wurden Lymphmittel und Nierentee eingesetzt. Nach 3 Monaten konnte die Patientin ihren Kopf wieder normal drehen und hatte keinen Wirbelvorfall mehr.

Danach wurde nach einer Vorbehandlung mit der Bioresonanztherapie das Amalgam entfernt. Es wurde zunächst durch einen ausgetesteten Kunststoff ersetzt, der nach Beendigung der Amalgamausleitung endgültig durch ausgetestete Zahnwerkstoffe ersetzt wurde.

Während der Amalgamentfernung und in der ersten Zeit danach verschlimmerten sich die Herzbeschwerden zeitweise dramatisch. Ärztlicherseits wurden wiederum nur einige Extrasystolen festgestellt. Durch die intensive Unterstützung der Ausleitung mit der Bioresonanztherapie verringerten sich die Beschwerden und waren nach 6 Monaten vorüber.

Seitdem hat die Patientin hin und wieder noch geringe Beschwerden bei Erkältungskrankheiten, die aber mit den ursprünglichen nicht mehr zu vergleichen sind und durch einige Bioresonanzbehandlungen sofort verschwinden.

Die Bioresonanztherapie in der Tiermedizin

Objektive Heilerfolge auch bei Tieren

Auch Tiere können mit der Bioresonanztherapie erfolgreich behandelt werden. Sie reagieren bei richtiger Anwendung meist sehr schnell. Dadurch zeigt sich überdeutlich, daß die Wirkung der Bioresonanztherapie nicht auf Placebo-Effekten beruht, wie ihr das gelegentlich von uninformierten Kritikern vorgeworfen wird. Oder haben Sie schon einmal ein Tier gesehen, das an seine Therapic „glaubt"?
Die Bioresonanztherapie kann sowohl bei Kleintieren als auch bei Großtieren eingesetzt werden.

1. Fallbeispiel:

Die beiden sterilisierten Katzen, Schildpatt und Perser, 5 und 6 Jahre alt, litten seit Jahren unter hochgradigem Juckreiz mit krustöser Dermatitis und hochroter Haut. Die Tiere „glühten" regelrecht beim Berühren. Deswegen wurden sie seit 3 Jahren alle 14 Tage von diversen Kliniken unter Kortison gestellt. Sie konnten ohne ihre Kortisonspritzen einfach nicht mehr leben.
Der Therapeut nahm im Haus, in dem die Katzen leben, Proben von allen Materialien, mit denen sie in Kontakt kamen (Decken, Putzmittel, Waschmittel, Gardinen, Futtermittel usw.). Durch den Resonanztest wurde eine eindeutige Futtermittelallergie gegen Eiweiß und bestimmte Konservierungsstoffe herausgetestet.
Die Katzen wurden ein einziges Mal mit einem Allergieprogramm auf die Futtermittelallergie behandelt.
Kurz nach der Therapie normalisierte sich der Zustand der Tiere schlagartig. Die verkrusteten Hautstellen verschwanden, und es trat kein Juckreiz mehr auf. Die Besitzerin erhielt vom Therapeuten einen Futterplan mit natürlichen Nahrungsmitteln. Es wird kein Fertigfutter mehr verfüttert. Seit über 5 Monaten sind die beiden Katzen „wie neu", wie die Besitzerin sagt.

2. Fallbeispiel:

Ein Wallach, 7 Jahre alt, konnte wegen einer lahmen Hinterhand, die für das Tier sehr schmerzhaft war, nicht mehr richtig gehen. Die Lahmheit war urplötzlich, ohne ersichtlichen Grund, aufgetreten, und das Schmerzzentrum war auch nicht genau lokalisierbar.
Das Tier hatte bereits vor 4 Jahren ein ähnliches Problem und war damals geröntgt worden, ohne den Grund zu finden. Damals war die Lahmheit nach 7 Wochen Stehen und anschließendem Führen im Schrittempo behoben worden.
Der Tierarzt verordnete diesmal Schmerzmittel und Boxenruhe. Aber die Besitzer wollten nicht so lange auf ihr Tier verzichten und versuchten es mit einer Bioresonanztherapie.
Das Pferd erhielt 4 BICOM-Therapien, jeweils mit 4 Tagen Abstand. Die Therapieprogramme und die Anbringung der Elektroden wurden durch Resonanztest ermittelt.
Bei der 1. Therapie wurde zunächst eine ausgetestete Grundtherapie zum energetischen Ausgleich und zur Vorbereitung auf die Haupttherapie gegeben. Diese bestand aus Programmen gegen Gelenkrheumatismus und Lymphödeme. Die Elektroden wurden auf Widerrist, Sattellage und Genick angebracht.
Bei der 2. und 3. Therapie wurden Programme gegen akute Gewebsprozesse und Quetschungen appliziert. Und bei der 4. Behandlung wurde schließlich ein Programm gegen chronische Gewebsprozesse hinzugenommen.
Nach 2 Wochen war das Pferd vollkommen lahmheitsfrei und konnte wieder normal geritten werden.

Auch bei Tieren kommen Therapieblockaden vor

Übrigens können auch bei Tieren Therapieblockaden vorliegen. Sie können wie beim Menschen durch Allergene, Antibiotika, Bakterien, Impfungen, Narben, Pilze, Stoffwechselstörungen, lange zurückliegende Unfälle, Viren oder andere Störfaktoren wie eine nicht artgerechte Haltung verursacht werden. Geopathische Störungen treten seltener auf, da Tiere noch sensibel genug sind, negative Strahlungen zu erspüren und sie zu meiden.

Wie Patienten zum Erfolg der Bioresonanztherapie beitragen können

Was Patienten bei der Bioresonanztherapie beachten sollten

Ihre Mithilfe verbessert die Heilungschancen

Jede Heilung ist von der Mitwirkung der Patienten abhängig. Gemeint ist die Unterstützung der Heilprozesse durch positive Gedanken und durch positive Verhaltensweisen. Bei der Bioresonanztherapie ist das nicht anders. Zur Heilung gehören auch der Wille gesund zu werden und eine Reihe von Verhaltensmaßnahmen:

- Vor der Konsultation sollte der Patient eine kurze Zeit im Wartezimmer gesessen haben, um nicht durch körperlichen oder seelischen Streß die Testwerte und den Therapieerfolg negativ zu beeinflussen.
- Während der Therapie sollte der Patient
  – seine Augen schließen und seine Aufmerksamkeit auf das Beschwerdegebiet lenken,
  – darauf achten, ob sich während der Therapie irgendwelche negative Reaktionen im Körper zeigen,
  – falls sie auftreten, dies dem Therapeuten sagen, damit er die Therapie weiterlaufen läßt, bis die Reaktionen abgeklungen sind,
  – nicht mit dem Therapeuten oder anderen im Behandlungsraum anwesenden Personen sprechen.
- Nach der Therapie sollte der Patient
  – seinem Therapeuten berichten, falls sich während der Therapie irgendwelche körperlichen oder seelischen Re-

aktionen gezeigt haben, da sich hieraus wertvolle Hinweise auf Störfelder oder andere Hinweise für weitere Therapien ergeben können,
– möglichst keine anstrengenden Tätigkeiten ausüben,
– auch an den folgenden Tagen starke Reize und Anstrengungen vermeiden, damit die Heilprozesse ungestört weitergehen können,
– einige Stunden lang keinen Alkohol oder aufputschende Getränke (einschließlich Kaffee) trinken,
– am Tage der Behandlung und bis zum Ende der gesamten Therapie täglich mindestens 1 1/2 Liter mineralarmes Wasser trinken, um die Toxinausscheidung zu fördern,
– wegen der Toxinausscheidung am Tag nach der Bioresonanztherapie unbedingt duschen.

Was Patienten zur Wirkungssteigerung der Bioresonanztherapie tun können

Die Bioresonanztherapie entlastet den Patienten von Schwingungen belastender Störfaktoren. Diese Schwingungen sollten natürlich nicht gleich nach der Therapie wieder aufgebaut werden. Deshalb ist der Patient angehalten, diese Belastungen während und nach der Therapie zu meiden.

Dabei kann es sich zum Beispiel um ausgetestete Allergene handeln, aber auch um den Radiowecker am Kopfende des Bettes, um einseitige Ernährung, um Schlafdefizite sowie Gewohnheiten und Verhaltensweisen, die dem Therapieziel entgegenarbeiten. Falls Unklarheiten bestehen, sollte der Patient mit seinem Behandler darüber reden!

Lassen Sie sich beraten

Ihre Einstellungen beeinflussen den Heilerfolg

Wie erwähnt, ist generell eine positive Lebenseinstellung eine wichtige Voraussetzung für den Heilerfolg. Zweifel an der Möglichkeit, gesund zu werden, aber auch an der Behandlungsmethode oder am Therapeuten, können sich als hemmende Faktoren erweisen. Aber auch eine ungünstige Lebensführung kann die Heilung erschweren. Deshalb sollten Ernährungs- und Trinkgewohnheiten, Bewegung, Schlaf-Wach-Rhythmen usw. an den Erkenntnissen einer gesunden Lebensführung orientiert sein.

Ernährung

- Die Ernährung muß individuell und der speziellen Situation des Patienten angepaßt sein. Sogenannte ideale Ernährungen oder Ernährungs-Computerprogramme berücksichtigen nicht die persönliche Stoffwechsellage, den individuellen Energiebedarf, eventuell bestehende Nahrungsmittelallergien usw.
  Generell ist zu sagen, daß die Ernährung möglichst arm an isoliertem raffiniertem Zucker sowie frei von Schweinefleisch sein soll. Dies nicht nur aus den bekannten Erwägungen (Zucker ist ein Mineralräuber, Schweinefleisch ist ein leicht verderbliches Fleisch), sondern weil diese Nahrungsmittel absolute Therapieblockaden darstellen können:
  Zucker und Zuckerprodukte hemmen die Aktivität und Vermehrung des Darmbakteriums Escherichia coli, das im Darm in bestimmter Menge zur Anregung des Darmwandlymphatikums benötigt wird. Ist die Zahl dieser Bakterien wegen ständigen Zuckerkonsums zu gering, dann erlahmen durch die mangelnde Anregung des Darmwandlymphatikums auch die körpereigenen Immunsysteme, und es können sich krankmachende Bakterien vermehrt im Darm ansiedeln.
  Schweinefleischeiweiß ist in seiner Struktur dem menschlichen Eiweiß ähnlich.Dadurch kann es leicht die Darmwand durchdringen und ins Blut gelangen. Da Schweinefleisch aber oft mit Giften angereichert ist, können diese Toxine mit dem Eiweiß leicht in den menschlichen Körper gelangen und dort Entzündungen und allergische Reaktionen hervorrufen.

Also: Zucker und Schweinefleisch meiden!

Trinkwasser

- Das Trinkwasser muß – wenn es gesundheitsfördernd sein soll – im allgemeinen nachaufbereitet werden, weil es trotz Aufbereitung in den Wasserwerken noch schadstoffbelastet und zudem energiearm ist.

Im Rahmen der Bioresonanztherapie geht es häufig darum, den Körper von Schlacken zu befreien, d. h., das Wasser soll sich mit diesen Schlacken verbinden und sie aus dem Körper ausleiten. Dies ist aber nur möglich, wenn die Wassermoleküle nicht schon mit anderen Substanzen "besetzt" sind, also beispielsweise mit den sog. anorganischen Mineralien oder mit chemischen Rückständen. Schlacken können also praktisch nur mit mineralarmem Wasser ausgeleitet werden. Hierzu gibt es einige bewährte Methoden, die in meinem Buch „Geheimnis Wasser“ (Knaur Taschenbuch Reihe „alternativ heilen“, Nr. 76049) beschrieben sind.

Hautpflege

- Die Haut hat viele Aufgaben, im Zusammenhang mit der Bioresonanztherapie insbesondere die Ausscheidungsfunktion. Deshalb ist ein besonderes Augenmerk auf die Hautpflege zu richten. Eine falsche Hautpflege kann alle Therapiebemühungen stark stören. Dies bezieht sich besonders auf den Paraffin- und den Allergengehalt von Hautpflegemitteln.

Paraffin (ein Erdölabkömmling) wird bei fast allen Hautpflegemitteln als Salbengrundlage eingesetzt. Es ist preisgünstig und reaktionsarm, weswegen paraffinhaltige Hautpflegemittel oft auch mit Begriffen wie *hypoallergen* oder *natürliche Grundstoffe* werben.

Aber Paraffin deckt die Haut mit einer atmungsinaktiven Fettschicht ab. Die Haut kann nicht mehr atmen, auszuscheidende Giftstoffe sammeln sich im Unterhautzellgewebe an und können dort Entzündungen verursachen oder verstärken. Dies ist besonders während einer Bioresonanztherapie zu vermeiden; denn der Rückstau auszuscheidender Gifte und Schlacken kann die Therapie ganz wesentlich stören. Deshalb sollten paraffinfreie Hautpflegemittel verwendet werden, nicht nur von Neurodermitikern.

Allergenhaltige Hautpflegemittel können zu unterschwelligen Allergenbelastungen führen. Viele Verbraucher sind sich dessen bewußt und verwenden Naturpflegeprodukte. Leider enthalten diese aber oft pflanzliche Bestandteile, auf die die Verbraucher allergisch sind, beispielsweise Kamille oder Johanniskraut. Deshalb sollte beim Kauf von Hautpflegemitteln auch auf mögliche allergisierende Inhaltsstoffe geachtet werden.

Schlaf

- Der Schlaf dient der Regeneration des Organismus. Geopathische und technische elektromagnetische Belastungen der Schlafstelle können den Organismus so stark beeinflussen, daß der Schlaf alles andere als erholsam ist. Das kann die Therapie ganz erheblich stören. Deshalb sollte die Schlafstelle frei sein von geopathischen und technischen Störfeldern. Auch für einen natürlichen Schlafrhythmus ist zu sorgen.

Bewegung

- Bewegung ist der Motor des Lebens. Bewegung regt alle Körperfunktionen an. Unser heutiges bewegungsarmes Leben läßt nicht nur die Muskeln, sondern auch die Organfunktionen erschlaffen. Dies wirkt aber dem entgegen, was die Bioresonanztherapie gerade bewirken will: die Wiederherstellung der normalen Organfunktionen. Deshalb können Sie die Wirkung der Bioresonanztherapie steigern, indem Sie auf körperliches Training achten. Anpassungen an erhöhte Anforderungen stärken den ganzen Organismus.

Nachwort: Die Bioresonanz-therapie als Medizin der Zukunft

In der täglichen Praxis hat es sich bei vielen tausend Fällen gezeigt, daß die Bioresonanztherapie heilen konnte, obwohl die konventionelle Medizin nicht weiterkam. Warum war das möglich?

Weil die Bioresonanztherapie Ursachen und Therapieebenen einbezieht, die die konventionelle Medizin nicht kennt oder aufgrund ihres Wissenschaftsverständnisses nicht mit einbeziehen kann.

Information als Therapieprinzip

Hierbei handelt es sich zum Beispiel um die Vielzahl der in diesem Buch behandelten Störfaktoren, um die Steuerung biochemischer Abläufe durch Information und um die Löschung disharmonischer Schwingungen durch ihre Invertierung.

Diese Faktoren sind jedoch Realitäten, die mit einem neuen Weltverständnis immer mehr in das Bewußtsein von Wissenschaftlern und Praktikern rücken. Und diesen neuen Erkenntnissen und Erfahrungen wird sich auch die Medizin auf Dauer nicht verschließen dürfen und können.

Bioresonanz als Voraussetzung erfolgreicher Behandlung

Die Bioresonanztherapie ist aus meiner Sicht nicht nur eine bestimmte Therapiemethode eines bestimmten Gerätetyps, sondern eine generelle Voraussetzung für erfolgreiches ganzheitliches Behandeln. Jedes therapeutische Signal sollte mit dem Körper in Resonanz gehen, um wirksam werden zu können. Insofern ist die Bioresonanztherapie für mich die Therapie der Zukunft. Dr. Franz Morell, E. Rasche, Hans Brügemann und viele engagierte Therapeuten sind ihre Wegbereiter.

Nun hoffe ich, daß Sie mit diesem Buch einen guten Überblick über die Möglichkeiten der Bioresonanztherapie bekommen haben, und wünsche Ihnen, daß das Verständnis der Bioresonanztherapie zum Wirkungserfolg beitragen wird.

Anhang

Glossar

Agranulozystose: hochgradige Verminderung einer bestimmten Gruppe von weißen Blutkörperchen (Leukozyten); allergische und toxische Reaktion auf Medikamente mit Hautentzündungen.

Akupunktur: Therapieform der altchinesischen Medizin.

Akupunkturmeridiane: Leitbahnen, in denen nach der Lehre der Akupunktur die körperliche Energie zirkuliert; sie repräsentieren Funktionskreise des menschlichen Organismus.

Akupunkturpunkte: spezielle Punkte verringerten Hautwiderstands auf den Akupunkturmeridianen. Die A. werden mit dünnen Nadeln gestochen, um den Energiefluß zu stärken oder zu schwächen.

Allergen: körperfremde Substanz, die Antikörperproduktion und Allergen-Antikörper-Reaktionen (allergische Reaktionen) auslöst.

Allergie: krankmachende Überempfindlichkeit aufgrund immunologischer Vorgänge.

Allergose: durch Allergen-Antikörper-Reaktion ausgelöste Erkrankung.

Alveolenmembran: Haut der Lungenbläschen.

Amplitude: Intensität (Höhe) von Schwingungen.

Anergie: Nichtreagieren des Organismus auf ein Allergen.

Antibiotika: Medikamente zur Bekämpfung von Infektionen.

Antigen: Substanz, die vom Organismus als fremd erkannt wird und eine Immunantwort auslösen kann.

Antikörper: die von bestimmten Zellen des Immunsystems als Antwort auf ein Antigen (z. B. ein Allergen) gebildeten Eiweißkörper, die Immunglobuline.

BICOM: Therapiegerät der Bioresonanztherapie, Abkürzung für Bio-Kommunikation.

Bioresonanz: Resonanz bei Lebewesen, s. Resonanz.

Bioresonanztherapie: Behandlung mit ultrafeinen körper- oder substanzeigenen Schwingungen nach dem Bioresonanzprinzip.

Bronchi: die beiden Hauptäste der Luftröhre.

Bronchien: die Verästelungen der beiden Bronchi.

Bronchiolen: die feinen Verzweigungen der Bronchien im Lungengewebe.

Chemotherapeutika: Wirkstoffe, die Krankheitserreger im Wachstum hemmen oder abtöten.

Colitis ulcerosa: geschwürig verlaufende Schleimhautentzündung des Dickdarms.

Colon-Hydro-Therapie: Darm-Wasser-Behandlung.

Cursor: Begriff aus der Computerbranche, Zeiger.

Decoder-Dermographie: Diagnosegerät zur Überprüfung von Hautreaktionen nach einem Reiz.

Dermatose: krankhafte Hautveränderung jeglicher Art.

Desensibilisierung: Aufhebung der Reaktionsbereitschaft.

Diagnose: Benennung eines Krankheitsbildes, Krankheitsbefund.

Dosimeter: Gerät zur Messung einer Strahlendosis.

Dysbakterie: Störung des Gleichgewichts der bakteriellen Darmflora.

Elektroden: Metallplatten usw., die Strom leiten können.

Elektrolyte: chemische Stoffe (Basen, Säuren, Salze), deren Lösungen durch den elektrischen Strom zerlegt werden.

endokrine Drüsen: Hormondrüsen, z. B. Hypophyse, Nebenniere, Schilddrüse.

Engramm: eine Prägung (Gedächtnisspur), die durch Reize in jede organische Substanz (z. B. Zellen) "eingeschrieben" werden kann.

Enteritis regionalis (Morbus Crohn): Entzündung zumeist des letzten Dünndarmabschnitts.

Exkret: Ausscheidung; von den Ausscheidungsorganen nach außen abgesondertes giftiges Stoffwechselprodukt.

Feld: das Gebiet in der Umgebung einer Quelle elektrischer oder magnetischer Energie, in dem eine meßbare Kraft existiert. Man spricht auch von *Strahlung* in dem Sinne, daß elektromagnetische Felder von der Quelle aus- und abstrahlen und daß sie Eigenschaften der Teilchenstrahlung zeigen (s. Photon).

Feld, elektrisches: ein Kraftfeld, das von Elementarteilchen mit einer positiven oder negativen Ladung erzeugt wird. Durch die Bewegung der Elementarteilchen bildet sich gleichzeitig ein zusätzliches Magnetfeld; man spricht dann von einem *elektromagnetischen Kraftfeld.*

Feld, elektromagnetisches: ein Kraftfeld, wie es von jedem elektrischen Strom erzeugt wird und von ihm ausstrahlt; es hat eine elektrische und eine magnetische Komponente.

Feld, magnetisches: das an elektrische Ströme gebundene Kraftfeld (Magnetfeld).

Fetus: die Leibesfrucht während der Entwicklung in der Gebärmutter, ab dem 85. Tag so genannt.

Fokaltoxikose: Vergiftung im Sinne einer Allgemeinerkrankung, entsteht durch die Abgabe der in einem Herd (Fokus) gebildeten Substanzen (z. B. Zahneiweißzerfallsprodukte oder Entzündungsstoffe) an herdferne Körpergebiete.

Frequenz: Anzahl von Schwingungen in einer Zeiteinheit, z. B. in Sekunden.

Frequenzspektrum: die einzelnen Frequenzen eines Signals.

Fünf-Elemente-Lehre: Lehre innerhalb der Akupunkturlehre, nach der die Akupunkturmeridiane in Gruppen zusammengefaßt sind und sich gegenseitig beeinflussen.

Funktionskreise: Verknüpfung von Funktionen zentraler und peripherer Organe des Menschen, nach Art eines Regelkreises.

Gammaspektrometer: Gerät zur Messung von Gammastrahlen.

GAU: Abk. für größter anzunehmender Unfall.

Geigerzähler: Gerät zum quantitativen Nachweis ionisierender Teilchen oder Quanten.

Grundsystem (auch: Grundregulationssystem): das Bindegewebe als den ganzen Körper durchziehendes Regulationsorgan.

Hautpotential: Energie an gemessenen Hautarealen.

Humanmedizin: den Menschen betreffende Medizin.

Hypergie: verminderte Reaktionsbeantwortung eines sensibilisierten Gewebes gegenüber auslösenden Reizen.

Hyperergie: gesteigerte Reaktionsbeantwortung eines sensibilisierten Gewebes gegenüber auslösenden Reizen (= Allergie im engeren Sinne).

Hyperkinese: gesteigerte spontane Bewegungsaktivität, auch seelisch bedingte Bewegungsunruhe.

Hypoergie: svw. Hypergie.

Hypophyse: Hirnanhangdrüse, endokrine Drüse.

Hyposensibilisierung: Schwächung der allergischen Reaktionsbereitschaft.

Hypothalamus: ein Teil des Zwischenhirns.

Hz, Hertz: die Frequenz der elektromagnetischen Strahlung in Schwingungen pro Sekunde.

Immunglobuline (Abk. Ig): Antikörper der spezifischen Abwehr.

Information: eine Botschaft, Nachricht, die elektromagnetisch durch eine Folge verschiedener Frequenzen und Amplituden dargestellt werden kann; beispielsweise hat Weizen eine andere elektromagnetische I. als Katzenhaare.

Intoleranz: Unverträglichkeit gegen äußere Schädlichkeiten wie Arzneimittel, Nahrungsmittel, Zusatzstoffe.

Intoxikation: Vergiftung; schädliche Einwirkung pflanzlicher, tierischer, chemischer, bakterieller Giftstoffe (Endo- und Exotoxine) auf einen Organismus.

in-vitro-Test: im Labor durchgeführter Test (vitrum = Glas).

in-vivo-Test: am lebenden Menschen durchgeführter Test.

Ion: ein Atom, das 1 Elektron oder 2 Elektronen verloren oder dazugewonnen hat, so daß es eine elektrische Ladung besitzt und chemisch viel aktiver ist als das neutrale Atom, in dem positive und negative Ladungen ausgeglichen sind.

Ionisierung: die Verwandlung von neutralen Atomen in Ionen durch Strahlen, die die Kraft haben, Elektronen aus ihren Positionen herauszulösen.

Inversion: Umkehrung.

Invertierung: Vorgang der Umkehrung, bei der Bioresonanztherapie die spiegelbildliche Umkehrung elektromagnetischer Wellen.

Karenz: Vermeidung bzw. Ausschaltung eines Kontakts, z. B. mit einem Allergen.

Kinesiologie: Diagnose- und Therapiemethode, die im Sinne der Akupunktur mit meridianzugeordneten Muskeln arbeitet.

Klinische Ökologie: medizinisches Fachgebiet, im Mittelpunkt stehen Allergien und Intoxikationen durch Nahrungsmittel und Nahrungsmittelchemikalien sowie Umweltchemikalien.

Konstitution: die anlagebedingte oder durch Umwelteinflüsse veränderte individuelle geistig-seelisch-körperliche Ganzheit des einzelnen Menschen.

konventionell: durch Übereinkunft (Konvention) festgelegt.

Korpuskeln: Körperchen, z. B. Blutkörperchen; in der Physik: Teilchen.

Kybernetik: Wissenschaft von der Steuerung und Regelung von Maschinen und Organismen (Biokybernetik) durch Information.

Lymphatikum: das gesamte Lymphsystem.

Mediator(substanz): Substanz, die z. B. infolge einer Allergen-Antikörper-Reaktion ausgeschüttet wird und auf Gewebe einwirkt.

Meßtechnik, vernetzte: in der Bioresonanztherapie angewandte, von den Heilpraktikern M. Keymer und A. Schwarze entwickelte Meßmethode, bei der die Reaktion auf einen therapeutischen Reiz gemessen wird.

Mikrowellen: der Teil des elektromagnetischen Spektrums, der in der Frequenz von 500 Millionen Schwingungen pro Sekunde (500 MHz) bis hinauf zu den Frequenzen des sichtbaren Lichts reicht.

Molekül: kleinste Stoffeinheit.

Morbus Crohn: s. Enteritis regionalis.

MULTICOM: ein Therapiegerät der Bioresonanztherapie, arbeitet mit Schwingungen von Farben, Edelsteinen, Tönen, Metallen usw.

Mykose: durch Pilze verursachte Erkrankung.

Neuraltherapie: Heilmethode, die mit gezielten Procain-Injektionen normale Bedingungen in Störfeldern herstellt.

Nosoden: aus Krankheitsprodukten hergestelltes homöopathisches Medikament, dem Impfstoff verwandt.

orthomolekulare Medizin: Therapieform, die mit den "richtigen Molekülen" z. B. den Mineral- und Vitaminhaushalt beeinflußt.

Parameter: Kenngröße.

pathogen: krankmachend.

pathologisch: krankhaft.

Photon: Lichtteilchen, das in einem elektromagnetischen Feld Träger der Energie ist; es ist je nach Betrachtungsweise Partikel oder Energie.

physiologisch: normal, natürlich.

Phytotherapie: Pflanzenheilkunde.

Potential: Größe für die Energie eines Körpers in einem Kraftfeld.

Pseudoallergie: Überempfindlichkeitsreaktion mit allergieähnlichen Symptomen, aber ohne Beteiligung des Immunsystems.

Quant: kleinstmögliche Einheit von Materie, Energie, Information, Raum und Zeit.

Radiästhet: ausgebildeter Rutengänger.

Radioaktivität: s. ionisierende Strahlung.

Regelkreis: geschlossenes, gegenüber Störungen relativ stabiles Rückkopplungssystem.

Regulation: Anpassung eines Organismus an Umwelteinflüssee mit dem Ziel der Aufrechterhaltung normaler Körperfunktionen.

Resonanz: R. liegt vor, wenn periodisch veränderliche Kräfte (z. B. elektromagnetische Schwingungen) auf ein schwingungsfähiges System (z. B. einen Menschen) treffen und dieses zum Mitschwingen anregen; dabei wird die Energie der Schwingungen optimal auf den Empfänger übertragen.

Schwingung: räumlich-zeitlich-periodische Änderung eines Gleichgewichts, bei dem Energie oder Informationen transportiert werden, jedoch keine Masse; die Sch. ist charakterisiert durch Länge, Frequenz und Amplitude.

Segment-Elektrogramm: diagnostische Aufzeichnung energetischer Zustände von Körpersegmenten, wird von Elektroden abgenommen.

Sekret: Absonderungsprodukt des Organismus, z. B. aus Wunden.

Sensibilisierung: Erzeugung einer Antwort des Abwehrsystems durch ein Antigen in Form einer Antikörperbildung.

Sklerodermie: Veränderung des Bindegewebes der Haut.

Spektrum, elektromagnetisches: eine Form der Klassifizierung elektromagnetischer Felder auf der Grundlage ihrer Schwingungsfrequenzen; man teilt das e. S. nach Frequenzen und nach Verwendung in verschiedene Bereiche ein.
Strahlung: Transport von Energie und Information durch Wellen- und Teilchenstrahlung.
Symptom: Krankheitszeichen.
Syndrom: ein Symptomenkomplex.
systemisch: das ganze System betreffend, z. B. den ganzen Organismus.
Therapie: Maßnahmen zur Heilung einer Erkrankung.
Thermographie: Diagnosemethode, Abbildung der Wärmeabstrahlung eines Menschen.
Tinnitus: Ohrgeräusche.
Toxin: Gift.
VEGA-Test: bioenergetisches Testverfahren.
Veterinärmedizin: Tierheilkunde.
Voltmeter: Instrument zur Messung elektrischer Felder.
Wechselstrom: ein elektrischer Strom, der mit einer gewissen Frequenz seine Flußrichtung wechselt; z. B. ist ein 50-Hz-Wechselstrom ein elektrischer Strom, der 50mal pro Sekunde seine Flußrichtung wechselt.
Welle: s. Schwingung.
Zellplasma: das Grundplasma der Zelle.

Literaturverzeichnis

Becker, Robert O.: Heilkraft und Gefahren der Elektrizität. Bern, München, Wien 1993.

Braun-von Gladiß, K.-H.: Ganzheitliche Medizin. Südergellersen 1991.

Brügemann, Hans: Bioresonanz- und Multiresonanz-Therapie. Heidelberg 1990.

Calatin, Anne: Das hyperaktive Kind. München 1992.

Flade, Sigrid: Allergien natürlich behandeln. München 1992.

Fritsch, Manfred: Gefahrenherd Mikrowellenherd. München 1994.

KATALYSE e.v.: Umwelt-Lexikon. Köln 1988.

Keymer, M., N. O. Schmedtmann und R. Will: Bioenergietherapie – Ein ganzheitliches Diagnose- und Behandlungskonzept. Wiesbaden 1996.

Köhler, Bodo: Bioresonanz-Therapie. Neckarsulm, Stuttgart 1992.

Leibold, Gerhard: Neurodermitis – Ganzheitstherapie für Körper und Seele. Wiesbaden 1993.

Leibold, Gerhard: Vorsicht Lebensmittel!. Wiesbaden 1995.

Mackarness, Richard: Allergie gegen Nahrungsmittel und Chemikalien. Stuttgart 1982.

Markus, Harold H., und Hans Finck: Ich fühle mich krank und weiß nicht warum. München 1992.

Randolph, Theron G., und Ralph W. Moss: Allergien: Folgen von Umweltbelastung und Ernährung. Karlsruhe 1984.

Schumacher, Peter: Biophysikalische Therapie der Allergien. Stuttgart 1994.

Smith, Cyril W., und Simon Best: Electromagnetic Man. London 1990.

Ullrich, Manfred A.: Colon-Hydro-Therapie. Wiesbaden 1994.

Will, Reinhold D.: Geheimins Wasser. München 1993.

Register

A
Abszesse 99
Abwehr 110, 111, 117
Abwehrkraft 107
Adey, W. R. 15, 32
Agranulozystose 136
Akne 99
Akupunktur 136
Akupunkturmeridian 136
Akupunkturpunkte 24, 136
Allergen 136
Allergen-Code-Karenz 92
Allergendauerkontakt 73
Allergene 82 ff.
Allergene, zentrale 77
Allergenengramm 93
Allergeninformation 72
Allergenkarenz 73, 81, 92
Allergenkontakt 73
Allergenpotenz 92
Allergie 136
Allergie, akute 76
Allergie, chronische 76
Allergie, echte 76
Allergie, maskierte 75
Allergien 68 ff., 118
Allergiker, älterer 83 f.
Allergiker, jugendlicher 83
allergische Überreaktion 71
allergische Unterreaktion 71
Allergose 136
Alveolenmembran 136
Amalgam 52 f., 125
Amplitude 136
anerge Reaktion 82
Anergie 136
Ankopplungsspannung 34 f.
Antibabypille 107
Antibiotika 107, 117, 136
Antigen 136
Antikörper 72, 136
Arbeitsplatztoxine 38 ff.
Arthritis 98
Arthrose 98
Asthma bronchiale 75, 79, 94
Atrazin 43
Autonosoden 110

B
Bakterien 46, 86, 107
Bandscheibenvorfall 98
Bauchschmerzen 104
Begleittherapien 63
Belastungsfaktoren 29 ff.
Berufstoxine 38 ff.
Bewegung 133
BICOM 136
BICOM-Drehungstester 57
BICOM-Therapiegerät 23 ff.
Bioresonanz 13 ff., 136
Bioresonanz-Allergen-Teste 89
Bioresonanztestungen 28, 56
Bioresonanztherapie 136
Bioresonanztherapie, Grenzen 66
Bioresonanztherapie, körperliche Reaktionen 64 f.
Bioresonanztherapie, wissenschaftliche Beweise 66 f.
Blähungen 104
Blei 42
Bronchien 136
Bronchiolen 137
Brügemann, Hans 17, 22

C
Cadmium 42
Candida albicans 108, 109 f.
Candida-Neurodermitis 78
Chemotherapeutika 137
Chlor 41
chronische Erkrankungen, Aktivierung 65
Colitis ulcerosa 80, 104, 137
Colon-Hydro-Therapie 111, 137
Cursor 137

D
Darm 48 ff.
Darmdysbakterie 50, 104
Darmdysbakterien 86, 113 f.
Darmentzündungen 104, 118
Darmfisteln 104
Darmflora 50, 86, 107, 111
Darmmykose 50, 104, 105 ff.
Darmmykosen 86
Darmpilze 105 ff.
Darmschleimhaut 87, 107, 109
Darmspülungen 111
Darmstörungen, Belastungen durch 48 ff., 86
Darmstörungen, Ursachen 50
Darmwandlymphatikum 49
Decoder-Dermographie 137
Degranulation 72
Desensibilisierung 137
Dethlefsen, Thorwald 88
Diagnose 27 f., 137
Dosimeter 137

Durchfall 104
Dysbakterie 137

E
Einstein, Albert 12
Ekzeme 99
Elektroakupunktur-Diagnose 55 f., 89
Elektroallergien 34
Elektroden 137
Elektroempfindlichkeit 34
Elektrolyte 137
Elektrosmog 32, 33
endokrine Drüsen 137
energetische Medizin 16
Energie 16
Energiemuster des Körpers 18
Engramm 72 f., 91, 137
Enteritis regionalis 80, 137
Entzündungen, chronische 51 f.
Erbtoxine 38
Erdstrahlen 30 f.
Erkrankungen des rheumatischen Formenkreises 96 ff.
Ernährung 131
Erstreaktionen 64
Erstverschlimmerung 22
Exkret 137

F
Fehlernährung, Belastungen durch 47 f.
Feld 137
Feld, elektrisches 137
Feld, elektromagnetisches 137
Feld, magnetisches 137
Fetus 138
Fokaltoxikose 138
Folgetherapien 59 ff.
Formaldehyd 40
Frauenkrankheiten 122
Frequenz 138
Frequenzspektrum 138
Fünf-Elemente-Lehre 138
Funktionskreise 138
Fußgelenkverletzungen 98
Fußgelenkzerrungen 98

G
Gallenkoliken 103
Gammaspektrometer 138
GAU 138
Geigerzähler 138
Gelenkrheuma 97
geopathische Störzonen 30 f.
Grundregulationssystem 87
Grundsystem 138
Grundtherapie 58 f.

H
Hämorrhoiden 104
Harnblase, Erkrankungen der 114
Haut 87, 99
Hautkrankheiten 99
Hautpflege 132
Hautpotential 138
Hefepilze 106, 108
Heilreaktionen 65
Hepatitis, chronische 103
Herpes simplex 99
Herpes zoster 99
Herz-Kreislauf-Erkrankungen 101
Hüftgelenkbeschwerden 98
Humanmedizin 96 ff., 138
hyperaktives Kind 118 ff.
hypererge allergische Reaktion 80 f.
Hyperergie 138
Hypergie 138
Hyperkinese 138
hyperkinetisches Syndrom 118 ff.
hypoerge Reaktion 82
Hypoergie 138
Hypophyse 138
Hyposensibilisierung 138
Hypothalamus 138
Hz 138

I
Immunglobuline 138
Immunglobulinnachweis 89
Immunsuppressiva 106
Impfungen, Überreaktionen durch 44
in-vitro-Test 139
in-vivo-Test 139
Information 138
Informationssysteme 56
Intoleranz 138
Intoxikation 139
Inversion 139
Invertierung 139
Ion 139
Ionisierung 139
Ischialgie 98

K
Karenz 139
Keymer, Martin 46, 81
Kinderkrankheiten 117 f.
Kinesiologie 56, 89, 139
Klinische Ökologie 139
Kniegelenkschwellungen 98
Knöchelschwellungen 98
Knöchelverletzungen 98
Knochenbrüche 98
Kohlenhydrate 110

Kohlenstoffe 106
Konstitution 139
konventionell 139
Kopfschmerz 115
körpereigene Substanzen 61
Korpuskeln 139
Kuhmilcheiweiß-Neurodermitis 77
Kybernetik 139

L
Leber-Galle-Erkrankungen 102 f.
Lindan 43
Lumbalgie 98
Lungenentzündungen 118
Lungenerkrankungen 101
Lymphatikum 139

M
Magen-Darm-Erkrankungen 103 f.
Magenerkrankungen 118
Magengeschwüre 104
Magenschleimhautentzündung 104, 118
maskierte Allergie 75
Materie 12 f.
Mediator 139
Mediatorenausschüttung 72
Medikamente 106 f.
Medikamente, Belastungen durch 44
Medizin, energetische 16
Medizin, neue 12 f.
Mehrfachallergien 83
Meßtechnik, vernetzte 139
Metalle 41 ff.
Migräne 115 f.
Mikroorganismen, Belastungen durch 45 f., 86
Mikrowellen 35, 139
Mikrowellenherd 32
Mikrowellensmog 33
Mittelohrentzündungen 118
Mitwirkung der Patienten 129 ff.
Molekül 139
MORA-Therapie 17
Morbus Crohn 80, 95, 104, 137
Morell, Franz 17, 21
MULTICOM 139
Mundwerkstoffe 52 ff.
Muskelzerrungen 98
Mykose 140
Mykosen 105 ff.
Mykosetherapie 110

N
Nachfolgetherapien 63
Nahrungsmittel, Belastungen durch 85
Nahrungsmittelzusatzstoffe 47, 76
Nahrungsmittelzusatzstoffe, Belastungen durch 85 f.
Narben 51
Narbenstörfelder 51, 87
Nasenenbenhöhlenentzündungen 118
neue Medizin 12 f.
Neuraltherapie 140
Neurodermitis 75, 77 ff., 81, 94, 99
Nierenerkrankungen 114
Nogier-Reflex-Test 57
Nosoden 140
Nystatin 110

O
orthomolekulare Medizin 140
Ovulationshemmer 107

P
Palladium 52, 125
Paraffin 132
Parameter 140
Parathion 43
pathogen 140
pathologisch 140
PCB 39 f.
PCP 40
Penicillin 107
Pestizide 43
Photon 140
physiologisch 140
Phytotherapie 140
Pilzdiät 110
Pilzkrankheiten 105 ff.
Planck, Max 12
positive Lebenseinstellung 130
Pseudoallergie 70, 76, 140
Pseudokrupp 118
psychosoziale Situation, Belastungen durch 88

Q
Quant 140
Quecksilber 42

R
Rachenentzündungen 118
Radiästhet 140
radioaktive Strahlung 36
Radioaktivität 140
Regelkreis 140
Regulation 140
Resonanz 11, 13 ff., 140
Rheuma 96 f.
Rheumatismus 75
Röntgenstrahlung 36
Rotationsdiät 92 f.

S

Schimmelpilze 108
Schlaf 133
Schleimhäute 87
Schnupfen 118
Schumacher, Peter 72, 77, 82
Schweinefleisch 131
Schwermetalle 42
Schwingung 140
Schwingungen 18 ff.
Schwingungen, disharmonische 32
Schwingungen, elektromagnetische 18 f., 22
Schwingungen, harmonische 32
Schwingungen, invertierte 21
Schwingungen, pathogene 19
Schwingungen, pathologische 19
Schwingungen, patienteneigene 21
Schwingungen, physiologische 19
Schwingungen, substanzeigene 21
Schwingungsbild, individuelles 19
Segment-Elektrogramm 140
Sekret 140
Selbstregulationsfähigkeit 58
Selye, Hans 73
Sensibilisierung 140
Sklerodermie 140
Smith, Cyril W. 14, 34, 84
Spektrum, elektromagnetisches 141
Standardtestsätze 90
Störfaktoren 93
Störfaktoren, Ausschaltung 63
Strahlung 29 ff., 141
Strahlung, Belastungen durch 84
Strahlung, radioaktive 36
Strahlungen, elektromagnetische 32 ff.
Substanzen, körpereigene 61
Symbioselenkung 109
Symptom 141
Syndrom 141
systemisch 141

T

Testampullen 83
Therapie 141
Therapieprogramme 25
Thermographie 141
Tiermedizin 127 ff.
Toxin 141
Toxine 37 ff.
Toxine, Belastungen durch 85
Toy Asthma 83
Trinkwasser 34, 48, 131 f.
Tumorerkrankungen 123

U

Überempfindlichkeit 69
überschießende Reaktionen 64
Umweltfaktoren 15
Unverträglichkeit 70

V

VEGA-Test 141
Verdauungsstörungen 118
Vergiftung 70
Verstopfung 104
Viren 46, 86
Völlegefühl 104
Voltmeter 141

W

Wechselfelder 32
Wechselstrom 141
Weichteilrheuma 97
Weizenneurodermitis 78

Z

Zähne 125
Zellplasma 141
Zucker 110, 131

Gesamtprogramm

Herzinfarkt – *Wende zum gesünderen Leben,*
von Gerhard Leibold
2. Aufl., 111 Seiten, 4 Zeichn., kart.,
ISBN 3-926955-01-5
DM 18,80 ÖS 139,– SFr 18,80

Heilpflanzen – *Die wichtigsten Arten und ihre Anwendung,*
von Apotheker Mannfried Pahlow
4. Aufl., 117 Seiten, 43 Zeichn., kart.,
ISBN 3-926955-03-1
DM 18,80 ÖS 139,– SFr 18,80

Risiko Bluthochdruck,
von Gerhard Leibold
3. Aufl., 106 Seiten, 5 Zeichn., kart.,
ISBN 3-926955-06-6
DM 18,80 ÖS 139,– SFr 18,80

Rheumatische Erkrankungen lindern – *Beweise für ungewöhnliche Erfolge durch Naturheilkunde,*
von Gustav K. Kemperdick
114 Seiten, kart.,
ISBN 3-926955-07-4
DM 19,80 ÖS 147,– SFr 19,80

Gesunde Kost – gesunde Kinder – *Ein unterhaltsamer Ratgeber für Mütter und Kinder,*
von Ilse Auerswald
92 Seiten, 19 Zeichn., kart.,
ISBN 3-926955-13-9
DM 14,80 ÖS 110,– SFr 14,80

Arzneigewürze – *Schmackhafte Hilfen für Ihre Gesundheit,*
von Dr. Uli Mautner und Bernd Küllenberg
3. Aufl., 128 Seiten, 50 Zeichn., kart.,
ISBN 3-926955-14-7
DM 18,80 ÖS 139,– SFr 18,80

Klassische Homöopathie – *Heilen nach einem bewährten Naturgesetz,*
von Josef Rau
3. Aufl., 102 Seiten, 1 Foto, kart.,
ISBN 3-926955-19-8
DM 18,80 ÖS 139,– SFr 18,80

Ärztliche Behandlungsfehler – *Geschädigte Patienten und ihre Rechtsansprüche,*
von Dr. med. Karl Dupré
164 Seiten, kart.,
ISBN 3-926955-20-1
DM 19,80 ÖS 147,– SFr 19,80

Niedriger Blutdruck – *Hilfe durch bewährte Naturheilverfahren,*
von Gerhard Leibold
4. Aufl., 110 Seiten, 5 Zeichn., kart.,
ISBN 3-926955-21-X
DM 18,80 ÖS 139,– SFr 18,80

Innere Harmonie als heilende Lebenskraft – *Mit Übungen zum besseren Sehen,*
von Christopher Markert
168 Seiten, 20 Abb., 5 Übungskarten, kart.,
ISBN 3-926955-22-8
DM 19,80 ÖS 147,– SFr 19,80

Tai Chi für Anfänger – *Illustrierte Einführung in die chinesische Bewegungsmeditation,*
von Thomas Methfessel
4. Aufl., 144 Seiten, 170 Fotos, 10 Zeichn., kart., ISBN 3-926955-23-6
DM 24,80 ÖS 184,– SFr 24,80

Knochenentkalkung muß kein Schicksal sein – *Ursachen, Vorbeugung und Behandlung der Osteoporose,*
von Gerhard Leibold
5. Aufl., 105 Seiten, 14 Zeichn., kart.,
ISBN 3-926955-26-0
DM 18,80 ÖS 139,– SFR 18,80

Ganzheitliche Erste Hilfe – *Das praktische Hausbuch für alltägliche Erkrankungen,*
von Dr. med. Michael Nightingale
237 Seiten, 86 Zeichnungen, kart.,
ISBN 3-926955-27-9
DM 29,80 ÖS 221,– SFr 29,80

Altchinesische Heilungswege – *Das Handbuch der fernöstlichen Naturheilkunde,*
von Kai Uwe Frank
4. Aufl., 222 Seiten, 66 Abb., kart.,
ISBN 3-926955-29-5
DM 24,80 ÖS 184,– SFr 24,80

Mehr leisten ohne Tabletten – *Das 10-Wochen-Fitneßprogramm,*
von Gerhard Leibold
160 Seiten, 10 Zeichn., kart.,
ISBN 3-926955-31-7
DM 18,80 ÖS 139,– SFr 18,80

Magnetfeldtherapie – *Schmerzen lindern – natürlich und ohne Nebenwirkungen,*
von Karl-Heinz Hanusch
8., erweiterte Aufl., 99 Seiten, 7 Fotos, kart.,
ISBN 3-926955-32-5
DM 18,80 ÖS 139,– SFr 18,80

Spurenelemente – *So helfen sie Ihrer Gesundheit,*
von Dr. med. Andrew Stanway
78 Seiten, kart.,
ISBN 3-926955-33-3
DM 16,80 ÖS 124,– SFr 16,80

WJ

Dr. Werner Jopp Verlag Wiesbaden

Die Kunst des Seins – *Eine praktische Lebenshilfe,*
von Dr. Klaus D. Biedermann
2. Aufl., 98 Seiten, kart.,
ISBN 3-926955-52-X
DM 19,80 ÖS 147,– SFr 19,80

Nie wieder erkältet – *So helfen Heilpflanzen und bewährte Familienrezepte,*
von Oliver Clark
2. Aufl., 82 Seiten, kart.,
ISBN 3-926955-53-8
DM 18,80 ÖS 139,– SFr 18,80

Arterien- und Venenleiden erfolgreich behandeln – *Arteriosklerose, Krampfadern, Thrombose,*
von Michael Anderson
165 Seiten, 50 Zeichnungen, kart.,
ISBN 3-926955-54-6
DM 19,80 ÖS 147,– SFr 19,80

Gesund durch Entsäuerung – *Das Säure-Basen-Gleichgewicht wiederherstellen und erhalten,*
von Harald Hosch
8. Aufl., 140 Seiten, Zeichnungen, kart.,
ISBN 3-926955-55-4
DM 19,80 ÖS 147,– SFr 19,80

Blasen- und Nierenerkrankungen – *Symptome, Ursachen, erfolgreiche Naturheilverfahren,*
von Gerhard Leibold
118 Seiten, 4 Zeichnungen, kart.,
ISBN 3-926955-56-2
DM 19,80 ÖS 147,– SFr 19,80

Schmerzen lindern – *Ursachen durch Ganzheitstherapie heilen,*
von Gerhard Leibold
138 Seiten, kart.,
ISBN 3-926955-58-9
DM 19,80 ÖS 147,– SFr 19,80

Cholesterinarm leben – *Praktischer Ernährungsratgeber bei zu hohen Blutfettwerten – Mit über 100 Rezepten,*
von Nora Kircher
2. Aufl., 105 Seiten, Zeichnungen, kart.,
ISBN 3-926955-59-7
DM 18,80 ÖS 139,– SFr 18,80

Wohlbefinden durch Duft-Qigong – *Die Wiederentdeckung der chinesischen Heilgymnastik,*
von Wenchu Jin und Dorothea Morlock
79 Seiten, 88 Fotos, 18 Zeichn., kart.,
ISBN 3-926955-60-0
DM 19,80 ÖS 147,– SFr 19,80

Kinderkrankheiten – *Homöopathische Hilfen und Hausmittel,*
von Anne Millich
4., überarbeitete Aufl., 137 Seiten, Zeichn., kart.,
ISBN 3-926955-68-6
DM 19,80 ÖS 147,– SFr 19,80

Tinnitus lindern durch Laserlicht – *Die neue Kombinationstherapie bei Ohrgeräuschen, Hörsturz und Gleichgewichtsstörungen,*
von Dr. med. Lutz Wilden und Michaela Fritsch
2. Aufl., 109 Seiten, Abbildungen, kart.,
ISBN 3-926955-69-4
DM 18,80 ÖS 139,– SFr 18,80

Vorsicht Lebensmittel! – *Praktische Hilfen für Ihr Kaufverhalten – Übersicht: Gesund und umweltfreundlich einkaufen,*
von Gerhard Leibold
154 Seiten, kart.,
ISBN 3-926955-71-6
DM 19,80 ÖS 147,– SFr 19,80

Kinderseelen wollen lachen – *Geschichten zur Meisterung des Lebens,*
von Anne Millich
97 Seiten, Zeichnungen, kart.,
ISBN 3-926955-72-4
DM 18,80 ÖS 139,– SFr 18,80

Purinarm leben – *Praktischer Ernährungsratgeber bei Gicht – Mit über 100 Rezepten,*
von Nora Kircher
115 Seiten, Zeichnungen, kart.,
ISBN 3-926955-73-2
DM 18,80 ÖS 139,– SFr 18,80

Bioresonanztherapie – *Mit körper- und substanzeigenen Schwingungen heilen,*
von Reinhold D. Will
4. Aufl., 146 Seiten, 5 Zeichnungen, kart.,
ISBN 3-926955-74-0
DM 19,80 ÖS 147,– SFr 19,80

Leber-und Gallenleiden – *Ursachen, Symptome, erfolgreiche Naturheilverfahren,*
von Gerhard Leibold
129 Seiten, Zeichn., kart.,
ISBN 3- 926955-76-7
DM 19,80 ÖS 147,– SFr 19,80

Nahrungsmittelallergien – *Ursachen, naturheilkundliche Behandlung, Ernährungsumstellung – Mit 80 Rezepten,*
von Manfred A. Ullrich
179 Seiten, kart.,
ISBN 3-926955-77-5
DM 19,80 ÖS 147,– SFr 19,80

Dr. Werner Jopp Verlag Wiesbaden WJ